ARCHIV FÜR TIERERNÄHRUNG

UNTER MITWIRKUNG VON

Prof. Dr. A. Hock, Berlin. Prof. Dr. Dr. W. Lenkeit, Göttingen.
Prof. Dr. Dr. h. c. K. Nehring, Rostock. Prof. Dr. Dr. W. Wöhlbier, Stuttgart-Hohenheim

HERAUSGEGEBEN VON

ERNST MANGOLD
Prof. Dr. med. Dr. phil. Dr. med. vet. h. c. Dr. agr. h. c. Dr. agr. h. c.
Direktor em. des Instituts für Tierernährungslehre
der Humboldt-Universität Berlin

7. BAND
Ausgegeben am 15. OKTOBER 1957
HEFT
5

AKADEMIE-VERLAG · BERLIN

ARCH. TIERERNÄHRUNG · 7. BAND NR. 5 · S. 257 – 320 · BERLIN · 15. OKTOBER 1957

INHALT

Das Archiv für Tierernährung erscheint zweimonatlich in Heften zu 64 Seiten im Format 17,5 × 25 cm. Der Preis des Heftes beträgt DM 8,50. 6 Hefte werden zu einem Band vereinigt. Der Besteller muß sich zur Abnahme eines Bandes verpflichten. Die Hefte werden jeweils einzeln berechnet. Im Jahre erscheint nicht mehr als 1 Band. Bestellungen werden direkt an den Akademie-Verlag GmbH., Berlin W 8, Mohrenstraße 39 oder über eine wissenschaftliche Buchhandlung erbeten.

Manuskriptsendungen — zugelassen sind die vier Kongreßsprachen — sind an den Herausgeber, Herrn Prof. Dr. Ernst Mangold, Berlin N 4, Invalidenstr. 42, zu richten. Mit der Veröffentlichung geht das alleinige Verlagsrecht an das Archiv für Tierernährung über. Daher müssen Arbeiten, die bereits an anderer Stelle veröffentlicht worden sind, zurückgewiesen werden. Die Verfasser verpflichten sich, Manuskripte, die vom Archiv für Tierernährung angenommen worden sind, nicht an anderer Stelle zu veröffentlichen.

Die Verfasser erhalten von größeren wissenschaftlichen Arbeiten 50 Sonderdrucke unentgeltlich. Den Manuskripten beiliegende Zeichnungen müssen sauber, in zweifacher Größe ausgeführt sein. Wenn sie nicht voll reproduktionsfähig nach den Vorschriften des Normblattes DIN 474 eingereicht werden, ist die Beschriftung nur mit Bleistift einzutragen. Zur Herstellung von Netzätzungen sind nur einwandfreie Photographien brauchbar.

Für alle Literaturzitate sind die Vorschriften des Normblattes DIN 1502 und 1502 Beiblatt I maßgebend. Die Zitate müssen den Verfasser (mit den Anfangsbuchstaben der Vornamen), den vollständigen Titel der Arbeit und die Quelle mit Band, Seitenzahl und Erscheinungsjahr enthalten. Das Literaturverzeichnis soll alphabetisch geordnet sein.

Herausgeber und verantwortlich für den Inhalt: Prof. Dr. med. Dr. phil. Dr. med. vet. h. c. Dr. agr. h. c. Dr. agr. h. c. Ernst Mangold, Berlin N 4, Invalidenstraße 42 (Fernruf 42 49 64). Verlag: Akademie-Verlag GmbH., Berlin W 8, Mohrenstraße 39 (Fernruf: 20 03 86); Postscheckkonto: 350 21. Bestell- und Verlagsnummer dieses Heftes: 1010/VII/5. Das Archiv für Tierernährung erscheint vorläufig jährlich in 1 Band zu 6 Heften. Bezugspreis je Einzelheft DM 8.50, ausschließlich Porto und Verpackung. Satz und Druck: Robert Noske, Borna (Bez. Leipzig). Veröffentlicht unter der Lizenz-Nr. 1213 des Amtes für Literatur und Verlagswesen der Deutschen Demokratischen Republik· Printed in Germany.

Aus dem Institut für Tierphysiologie Budapest
(Leiter Prof. Dr. HARALD TANGL)

H. TANGL und *A. MÜHLRAD*

Veränderungen während Vorvergärung von Futterstoffen

Im Kreise der Tierzüchter ist es schon längst bekannt, daß die Vorvergärung von Futterstoffen eine nützliche Methode der Fütterung darstellt. Zur Vorvergärung werden am öftesten Spreu, Rüttstroh, Stroh-Häcksel, unter Umständen Maisstroh verwendet und zu diesen zerkleinerte Rüben oder Rübenschnitzel gemischt; wenn es aber notwendig erscheint, wird auch noch salziges oder melassiertes Wasser zugegossen. Diesem Gemisch wird manchmal auch das zum Grundfutter gehörige Kraftfutter zugemengt. In solchen Betrieben, in denen man das Futter regelmäßig vorgären läßt, werden Betonkammern zur Erleichterung dieses Verfahrens gebaut. In diesen steht das Gemisch 0,5 bis 2 Tage, worauf eine milde milchsaure Gärung beginnt. Der eigentliche Zweck der Vorvergärung ist einerseits, das Futter mürbe und dadurch leichter verdaulich zu machen, anderseits seinen Geschmack zu verbessern. Sie hat auch wirtschaftliche Vorteile, denn auf diese Weise wird es ermöglicht, aus schwerer verwendbarem Massenfutter größere Mengen zu verfüttern.

Die Vorteile der Vorvergärung werden im Wirtschaftsleben von allen Fachmännern anerkannt und auch nach Möglichkeit ausgenützt. Die Forschungen der letzten Zeit weisen immer nachdrücklicher darauf hin, daß nicht nur das Weichmachen, nicht nur die milchsaure Gärung, sondern auch besondere durch verschiedene Mikroorganismen erzeugte Wirkstoffe bei der Vorvergärung eine Rolle spielen.

Bisher waren wir im allgemeinen der Auffassung, daß sich verschiedene Bakterien bei der Vorvergärung der Wärmezunahme entsprechend vermehren und dabei verschiedene Säuren, wie Milch-, Essigsäure produzieren, die das Futter schmackhafter machen. Aus solchem Futter verzehrt das Vieh gerne mehr, demzufolge es auch an Gewicht besser zunimmt. Neuerdings verbreitet sich aber imm r mehr die Ansicht, daß nicht nur die Bakterien, sondern auch die verschiedenen Pilze, Hefearten bzw. ihre Produkte an der vorteilhaften Wirkung der vorvergorenen Futterstoffe teilhaben. Die nassen Futteroberflächen bieten nämlich sehr günstige Bedingungen für die Vermehrung von manchen Schimmelpilzen. Diese Schimmelpilze als selbständige Lebewesen produzieren wieder Stoffe von großer Wirkung, Enzyme, Vitamine, ev. auch Antibiotika. Unter den Enzymen sind vielleicht die eiweißabbauenden Proteasen, die stärkeabbauende Amylase, die rohfaserspaltende Zellulase und Hemizellulase die wichtigsten. Diese Auffassung wird dadurch unterstützt, daß man durch den Schimmelpilz, Aspergillus oryzae, erzeugte Enzyme, hauptsächlich Zellulase, verwendet, um für die Humanmedizin verdauungsfördernde Medikamente zu bereiten. Die Schimmelpilze erzeugen weiters auch viele Vitaminarten, und zwar hauptsächlich die in die Vitamingruppe B gehörigen Vitamine B_1, B_2, B_6, Folsäure, Nikotinsäure, Pantothensäure und etwas Vitamin B_{12}. Diese Vitaminbildung ist auch zu Industriezwecken verwendbar. Diese Behauptung wird durch die Tatsache bewiesen, daß man in den Vereinigten Staaten durch Verwendung von Schimmelpilz, Ashbyii gossypii, in einem Jahr 150 000 kg Vitamin B_2 erzeugte. Diese Schimmelpilze können unter entsprechenden Umständen auch Antibiotikaarten bilden.

Neben den Schimmelpilzen vermehren sich auch die Hefepilze in dem vorvergorenen Futter und spielen als Vitaminerzeuger eine Rolle. Sie erzeugen Provitamin A, Vitamin E, Provitamin D, Cholin, Vitamin C und fast jedes der Vitamine der Vitamingruppe B.

Die erwähnten Mikroorganismen produzieren gemeinsam mit den Bakterien auch Aroma- und Geschmackstoffe, die mit den Säuren zusammen dieses Futter schmackhaft machen.

Bei der Vorvergärung der Futterstoffe spielen die Milchsäurebakterien eine große Rolle. Die echten, beinahe reine Milchsäure erzeugenden Milchsäurebakterien sind zweierlei, kugelförmige Kokken und stäbchenförmige Bazillen. Der Hauptvertreter der ersteren ist der Streptococcus lactis. Dieser verträgt die Gegenwart von Sauerstoff besser als die übrigen echten Milchsäurebakterien, demgegenüber kann er nur wenig Milchsäure bilden, da er bei einem Gehalt an 0,5 bis 0,8% Milchsäure seine Tätigkeit schon einstellt. Die stäbchenförmigen Lactobazillen vermehren sich am besten bei Ausschluß von Luft und vertragen die Gegenwart von Milchsäure auch über 3%.

Bis die kugelförmigen Milchsäurebildner sich dann vermehren, wenn das Futter sich noch nicht erwärmte, erfolgt die Vermehrung der sogenannten „kalten Milchsäurebakterien" im erwünschten Maße nur zwischen 25 und 35 Grad C. Diese letzteren verursachen die kalte Milchsäuregärung gegenüber den warmvergärenden Milchsäurebakterien, die zu ihrer Tätigkeit 52 bis 54 Grad C Wärme brauchen. Bei diesen warmvergärenden können wir aber mit großen Nährstoffverlusten rechnen, die auch 50% des Trockensubstanzgehaltes betragen können. In bezug auf die Vorvergärung von Futterstoffen sind diese Kenntnisse sehr wichtig, da die Folgerung aus ihnen gezogen werden kann, daß wir bei der Vorvergärung danach trachten müssen, eine Temperatur von mindestens 25 bis 35 Grad C zu erreichen, damit die Milchsäuregärung auch in den tieferen Schichten des Futters im entsprechenden Maße beginnen könne. So können nicht nur die vorher erwähnten Wirkstoffe, sondern auch die gebildete Milchsäure bei Verfütterung des vorvergorenen Futters ihre gute diätetische Wirkung entfalten, sie kann den Appetit anregen und kann im Pansen und im Darm die Vermehrung der nichtwünschenswerten Bakterienarten verhindern.

Bei richtiger Vorvergärung, wenn für entsprechenden Feuchtigkeitsgehalt und Wärme gesorgt wird und auch die Höhe der vorvergärenden Futtermasse richtig ist, erfolgt ein interessanter Zustand. Auf dem Futter, besonders auf seiner Oberfläche, vermehren sich die Schimmelpilze, in seinem Inneren aber beginnen die Gärungsprozesse. Bei einem Wassergehalt um 30 bis 40% werden die Stoffumwandlungen hauptsächlich durch die Schimmelpilze vollzogen. Steigt der Wassergehalt auf 40 bis 50%, übernehmen die wilden Hefen, steigt er noch höher, dann die Milchsäurebakterien die Führung. In jedem Futtergemisch sind alle drei

Mikroorganismenarten zu finden; es hängt also von der Zubereitung ab, welche Richtung die biologischen Prozesse einnehmen. Ihr Maß hängt davon ab, wie hoch die Temperatur des Futtergemisches steigt. Die Erwärmung hängt in hohem Maß von der äußeren Temperatur ab. Wirklich richtig wird dieses Futter, wenn die Temperatur auf ca. 35 bis 40 Grad C steigt und auch auf diesem Wärmegrad verbleibt. Binnen dieser Temperatur wirken die wilden und edlen Hefepilze, die Milchsäurebakterien, auf der Oberfläche von etwas tieferer Temperatur aber die Schimmelpilze gut.

Vorgegorenes Futter kann nicht nur für Rinder aus verschiedenen Rauhfutterarten, Drusch-Nebenprodukten, sondern auch für Schweine aus Kraftfutterarten verfertigt werden. Vom Wassergehalt und Temperatur abhängig, vermehren sich auch in diesen verschiedene Mikroorganismen, unterdessen die früher erwähnten verschiedenen biologischen Wirkstoffe sich bilden. Laut literarischer Angaben wird die Gewichtszunahme der Schweine durch ein solches Futter gefördert, ihr Appetit gesteigert und die Futterverwertung begünstigt.

Außer der Frage der richtigen Vorvergärung hat uns auch das Problem des Hungers und des Appetits lebhaft beschäftigt. Es ist bekannt, daß die Blutzuckermenge infolge Verabreichung von Insulin, dem Hormon der Bauchspeicheldrüse, sinkt, worauf ein überaus intensives Hungergefühl entsteht. Obzwar in dem vorvergärten Futter, wie das die Untersuchungen von SCHEUNERT nachwiesen, die Menge der verschiedenen Vitamine B erheblich zunimmt, die auf die Gestaltung des Appetits ebenfalls einwirken, bemühen wir uns festzustellen, ob nicht auch solche Stoffe bei der Vorvergärung entstehen, die die Senkung des Blutzuckers verursachen. In der Literatur können wir nämlich solche Angaben finden, die darauf hinweisen, daß Bakterien, Hefepilze und einige Futterpflanzen, wie Hafer, Maisblume blutzuckersenkende Stoffe enthalten. Diese Stoffe nannte I. B. COLLIP *Glukochinine.*

Mit verschiedenen vorvergorenen Futterstoffen angestellte Versuche

Wir haben unsere Versuche mit kleineren, 2 bis 3 kg großen Mengen angestellt. Laut unserer Beobachtungen stimmte ihre Wärmezunahme mit der der unter günstigen Bedingungen angestellten Vorvergärung der Praxis überein. In unseren Voruntersuchungen stellten wir nur im Feuchtigkeitsgehalt einen Unterschied fest. Wir haben im Rahmen des Versuches die Vorvergärung im Thermostaten durchgeführt, da wir auf diese Weise einen entsprechenden Feuchtigkeitsgehalt der umgebenden Luft und auch im Winter – wenn die Laboratoriumsluft sich während der Nacht abkühlte –, eine entsprechende gleichmäßige Temperatur des untersuchten Futters sichern konnten.

Versuch I.

Zuerst stellten wir unsere Versuche mit aus reinem Mais hergestelltem vorvergorenem Futter an. Dem feingemahlenen Maisschrot gaben wir 30% Wasser zu; wollen wir den Prozeß beschleunigen, dann erwärmen wir vorher das Wasser auf 50 bis 60 Grad C. Ein in diesem Verhältnis mit Wasser vermengtes Futter ist krümelig und nicht klebrig. Man muß auch darauf achten, daß die Futtermischung lose bleibt, deshalb darf man es nicht treten oder zusammenstampfen. Infolge der biologischen Vorgänge beginnt bald die Erwärmung. Wir haben beobachtet, daß die Temperatur im Innern in 20 Stunden 35 Grad C, in 26 Stunden 42 Grad C erreichte. In den folgenden Tagen bewegte sich die Temperatur zwischen 42 und 45 Grad C. Den ersten Tag beobachteten wir keine Schimmelbildung, am zweiten und vierten Tag nahmen wir schon auf der Oberfläche Schimmel wahr. Am Ende des vierten Tages war die Schimmelschicht auf der Oberfläche des 30 cm hohen Futters 3 bis 5 cm dick, obenauf dichter, in den unteren Lagen schütterer. Auf der Oberfläche war der Schimmel grau, unten gelb. Wir nahmen den zweiten Tag aus einem Teil des vorvergärten Futters, den vierten Tag nach gründlicher Vermischung aus dem ganzen Futter Muster. Aus 100 g bereiteten wir durch Rütteln einen wässerigen Auszug, aus dem wir bemüht waren festzustellen, ob er blutzuckersenkenden Wirkstoff enthält.

Zur Blutzucker-Bestimmung benützten wir seit 24 Stunden hungernde Kaninchen. Diesen wurden 10 ml Auszug unter die Haut eingespritzt. Wir untersuchten den Blutzucker vor Verabreichung des Auszuges, 30 Minuten, dann 90 Minuten nach der Verabreichung. Die Blutzucker-Bestimmung geschah laut der Hagedorn-

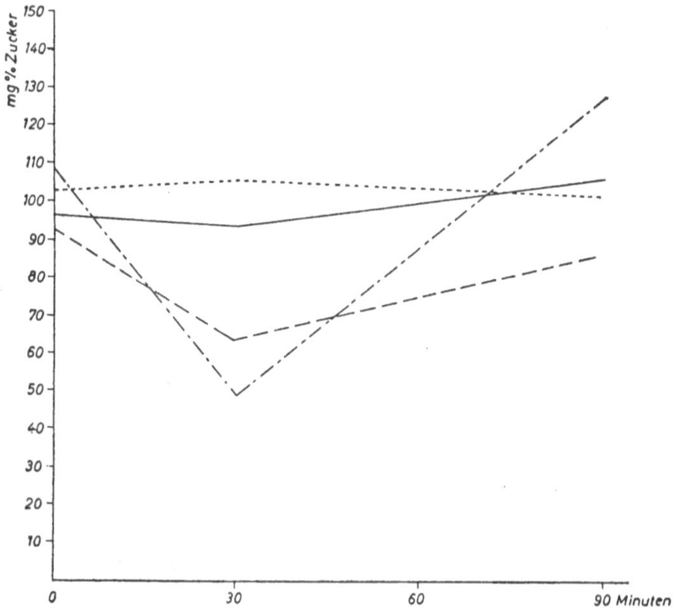

Abb. 1.

Die Wirkung des vorvergorenen Maisschrotes auf den Blutzuckergehalt des Kaninchens

– – – – – – der Auszug des 4 tägigen Vorvergärungsfutters unter die Haut gespritzt

– · – · – · der Auszug des 2 tägigen Vorvergärungsfutters unter die Haut gespritzt

··············· der Auszug des 4 tägigen Vorvergärungsfutters nach künstlicher Verdauung unter die Haut gespritzt

———— der Auszug aus Maisschrot als Kontrollfutter unter die Haut gespritzt.

Jensenschen Methode. Wie die beigefügte Abbildung I beweist, war sowohl der zweitägige, als auch der viertägige Auszug wirksam; beide verminderten wesentlich die Blutzuckermenge. Da wir Angaben bezüglich der Natur des blutzuckersenkenden Stoffes bekommen wollten, unternahmen wir mit einem Teil des viertägigen vorvergärten Futters eine künstliche Verdauung, und zwar so, daß wir den Stoff während 48 Stunden durch salzsaures Pepsin verdauen ließen, dann nach Neutralisation unter die Haut einspritzten. Dieser Auszug erwies sich dem unbehandelten Maisauszug ähnlich unwirksam und änderte den Blutzucker-Spiegel nicht.

Versuch II.

Im zweiten Versuch verwendeten wir Gerstenschrot. Die Gerste wurde mit 30% Wasser gemengt, dann vier Tage lang einer Vergärung ausgesetzt. Auch dieses Schrot erwärmte sich binnen 20 Stunden auf 30° C, dann erreichte es in 36 Stunden 42° C. Aus dem vier Tage lang vorvergorenen Schrot wurde ein Auszug bereitet, davon 10 ml unter die Haut des hungernden Versuchskaninchens eingespritzt. Auch in diesem Fall meldete sich 30 Minuten nach der Einspritzung die

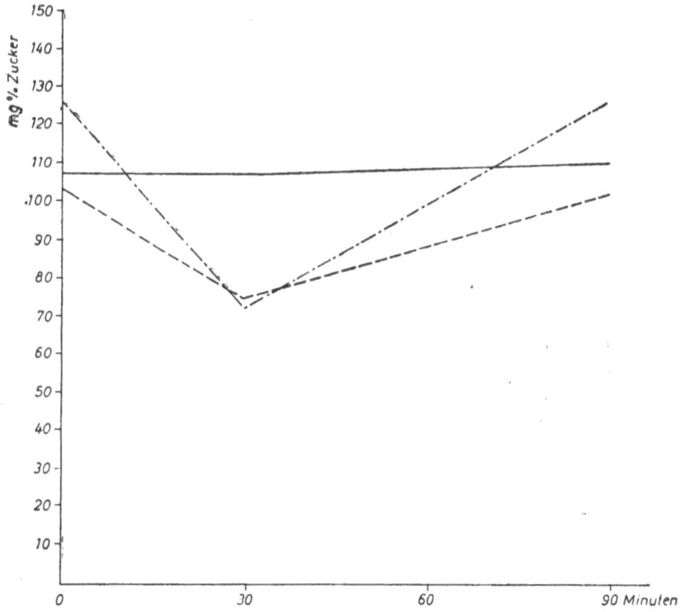

Abb. 2.

Die Wirkung des Auszuges des vorvergärten Gerstenschrotes auf den Blutzuckergehalt des Kaninchens

\- - - - - - der Auszug des 4 tägigen vorvergärten Gerstenschrotes unter die Haut gespritzt

\- · - · - · - der Auszug des 4 tägigen vorvergärten Gerstenschrotes durch Magensonde

——— der Auszug des Gerstenschrotes als Kontrollfutter unter die Haut gespritzt.

Senkung der Blutzuckermenge. Bei diesem Auszug waren wir darauf neugierig, ob wir auch dann die blutzuckersenkende Wirkung auslösen können, wenn wir ihn nicht subkutan, sondern durch eine Sonde in den Magen des hungernden Tieres verabreichen. Wie aus der Abbildung II ersichtlich, war diese Wirkung eigentlich noch größer. Daraus kann gefolgert werden, daß der Auszug durch die Magen- und Darmverdauung nicht unwirksam gemacht wird.

Versuch III.

Im dritten Versuch wurde aus dem Herceghalmer Betrieb eine für Melkkühe bestimmte vorvergorene Futtermischung hereingebracht und durch entsprechenden Wasserzusatz und Lagerung behandelt. Wie aus der Abbildung III ersichtlich, enthielt auch der aus diesem bereitete Auszug blutzuckersenkende Stoffe.

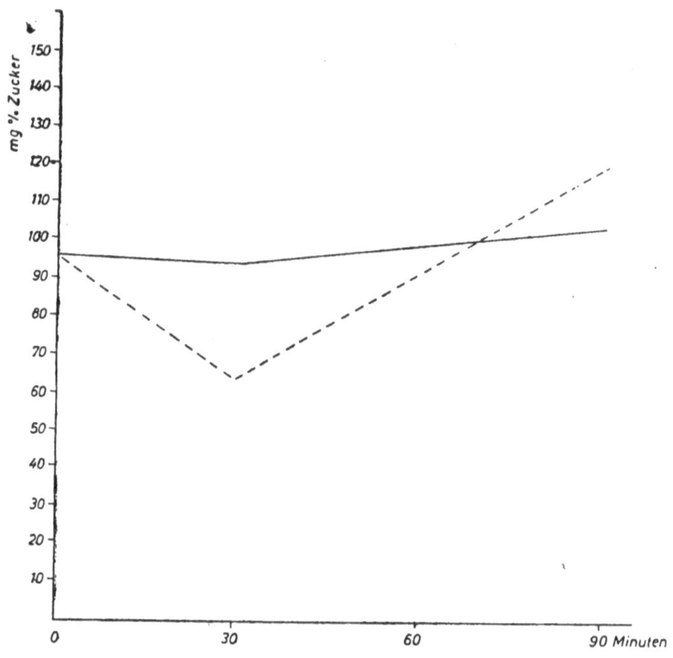

Abb. 3.

Die Wirkung des Auszuges der vorvergärten Futtermischung aus dem Herceghalmer Betrieb unter die Haut gespritzt

- - - - - - der Auszug des vorvergärten Futters unter die Haut gespritzt

———— der Auszug von Maisschrot als Kontrollfutter unter die Haut gespritzt

Versuch IV.

Im zweiten Teil unserer Untersuchungen wollten wir ermitteln, welche Verluste die verschiedenen Futtermischungen während der Vorvergärung erleiden. Deshalb nahmen wir von den Futtermitteln bzw. von den Futtermischungen vor der Be-

Tabelle I.

	Maisschrot		Vorvergärtes Maisschrot		Substanzveränderung infolge Vorvergärung
	Ursprüngliche Trockensubstanz in $^0/_0$en	In 2600 g ursprünglich. Substanz g	Ursprüngliche Trockensubstanz in $^0/_0$en	In 2232 g ursprünglich. Substanz g	in $^0/_0$en
Trockensubstanz . .	76,3	1984	83,8	1870	— 5,8
Wassergehalt . . .	23,7	616	16,2	362	—
Organische Substanz	74,2	1929	80,9	1805	— 6,5
Rohprotein	7,8	203	9,1	203	—
Rohfett	4,8	125	4,4	98	— 21,6
Rohfaser	2,1	55,5	2,5	56	—
Stickstofffreie Extraktstoffe .	59,9	1557	64,9	1448	— 7,1
Rohasche	2,5	65	2,9	65	—
Verd. Eiweiß . . .	6,2	161	7,2	161	—
Stärkeeinheit . . .	61,1	1588	65,2	1455	— 8,4

handlung und nach viertägiger Vergärung Muster, wobei wir das Gewicht des Musters zu beiden Zeitpunkten feststellten. Wir untersuchten die während der Vorvergärung erlittenen Verluste von Maisschrot, Gersteschrot und Futtermischung. Die bezüglichen Angaben wurden in den folgenden Tabellen I–III zusammengestellt.

Das Maß der während der Vorvergärung beobachteten Verluste gestaltete sich sehr interessant. Bezüglich Trockensubstanz ist der Verlust bei Mais etwas kleiner, 5,8%, bei Gerstenschrot etwas größer, 12,1%, auffallend ist aber der bedeutende Verlust, 15,7%, bei der Futtermischung. Mit diesen proportional ist der Verlust an Stärkeeinheiten. Es ist bei den einzelnen Nährstoffen auffallend, daß bei der Vorvergärung von Mais und Gerste keine Eiweißverluste entstehen, dagegen sind auch diese bei den Mischfuttern bedeutend genug. Besonders erheblich sind bei allen drei die Verluste an Fett. Zu der bei der Vorvergärung entstehenden Wärmeproduktion wurden die Fette und die stickstofffreien Stoffe herangezogen.

Schlußfolgerungen aus den Versuchsergebnissen

Es ist uns gelungen, im vorvergorenen Futter, das aus Mais- bzw. Gerstenschrot sowie aus in der Landwirtschaft üblichen Silagen-, Rübenschnitten und verschiedenen Schroten enthaltenden Mischungen verfertigt wurde, blutzuckersenkende Stoffe (Glukochinine) nachzuweisen. Diese entstehen während der Vorvergärung, hauptsächlich infolge Tätigkeit von Schimmelpilzen. Aus den Untersuchungen geht deutlich hervor, daß diese Stoffe durch Einwirkung von Verdauungssäften nicht vernichtet werden, angenommen, daß sie nicht längere Zeit, wie es bei der künstlichen Verdauung der Fall war, einer Säure- bzw. Pepsin-

Tabelle II.

	Gerstenschrot Das Äußere des Musters: Grobes Mahlprodukt, laut Schätzung mit 5 % organischem Anteil.			*Vorvergärtes Gerstenschrot* Das Äußere des Musters: Grobes Mahlprodukt, laut Schätzung mit 5 % organischem Anteil. Geruch: schwach schimmelig.			Absolute Substanzänderung infolge Verschimmelung In %en
	Ursprüngliche Trocken-substanz in %en	Trocken-substanz nach WEISER in %en	In 2000 g ursprünglicher Substanz Nährstoffe in g	Ursprüngliche Trocken-substanz in %en	Trocken-substanz nach WEISER in %en	In 2000 g ursprünglicher Substanz Nährstoffe in g	+ — %
Trockensubstanz . .	88,5	87,0	1770	75,8	87,0	1555	— 12,1
Wassergehalt . . .	11,5	13,0	230	24,2	13,0	497	—
Organische Substanz	85,9	84,4	1718	73,3	84,1	1504	— 12,5
Rohprotein	9,6	9,4	192	9,5	10.9	195	+ 2,1
Rohfaser	4,6	4,5	92	4,6	5,3	94	+ 2,2
Rohfett	2,4	2,4	48	1,9	2,2	39	— 18,8
Stickstoff-freie Extraktstoffe .	69,3	68,1	1386	57,3	65,7	1176	— 14,4
Stärkegehalt	50,2	49,3	1004	41,2	47,3	845	— 15,8
Rohasche	2,6	2,6	52	2,5	2,9	51	—
Verd. Eiweiß . . .	7,3	7,2	146	7,2	8,3	147	+ 0,7
Stärkeeinheit . . .	77,1 kg	75,8 kg	1,54 kg	64,9 kg	74,5 kg	1,33 kg	— 13,6

Tabelle III.

Futtermischung: 2 kg Maisschrot, 1 kg Kleie, 0,5 kg extr. Sonnenblumenschrot, 45 kg Roggenschrot, 45 kg Roggenwickenmisch-Silage, 1,25 kg getrocknete Rübenschnitzel, 0,5 kg Melasse, 2 dkg Futor, 2 dkg Kochsalz, 14 kg Wasser.

	Futtermischung um 0^h		Futtermischung nach 4 tägiger Vorvergärung		Substanzveränderung infolge Vorvergärung
	Ursprüngliche Trockensubstanz in $^0/_0$en	In 1634 g ursprünglich. Substanz g	Ursprüngliche Trockensubstanz in $^0/_0$en	In 1384 g ursprünglich. Substanz g	in $^0/_0$en
Trockensubstanz . .	20,4	333	20,3	281	— 14,7
Wassergehalt . . .	79,6	1301	79,7	1103	—
Organische Substanz	18,9	309	18,5	256	— 17,2
Rohprotein	2,4	39	2,5	35	— 10,3
Rohfett	0,7	11	0,5	7	— 36,4
Rohfaser	4,9	80	5,9	82	—
Stickstofffreie Extraktstoffe .	10,9	178	9,6	133	— 25,3
Rohasche	1,5	25	1,8	25	—
Verd. Eiweiß . . .	1,4	23	1,4	19	— 17,4
Stärkeeinheit . . .	10,5	172	9,1	126	— 26,8

wirkung ausgesetzt sind. Es kann von leicht resorbierbaren Stoffen von kleinerem Molekül die Rede sein, da sie aus dem Magen, bzw. aus dem Darm schnell resorbiert werden. Diesbezüglich ist ihr großer Vorteil gegenüber dem Insulin, daß sie auch peroral verabreicht wirksam sind. Das Insulin, dieses im Organismus auffindbare blutzuckersenkende Hormon, geht nämlich auf Einwirkung von Verdauungsenzymen zugrunde und ist peroral verabreicht unwirksam. Auch ergibt sich aus den Versuchen, daß man bedeutende Mengen Glukochinin bereits in dem zwei Tage lang vorvergorenen Futter finden kann. Die Behandlung muß also nicht längere Zeit dauern, und können die bei der Vorvergärung entstehenden Nährstoffverluste auch auf diese Weise herabgemindert werden. Laut unserer Ansicht können also die Nährstoffverluste auf mehr als die Hälfte verringert werden; am ersten Tag der Gärung ist doch die Erwärmung verhältnismäßig gering, eine größere Wärmeproduktion entsteht am zweiten Tag. Erst weitere Versuche werden die Frage beantworten, wie einerseits die Glukochinin-Produktion während der Vorvergärung gesteigert, anderseits der Nährstoffverlust verringert werden kann.

Die Gegenwart und die bedeutende biologische Wirkung der blutzuckersenkenden Stoffe ist für uns sehr wichtig, da die mit dem so zubereiteten Futter verfütterten Nährstoffe durch sie besser verwertet werden können. Unter der schnell eintretenden Wirkung sinkt die Blutzuckermenge des Tieres, dies löst ein Hungergefühl aus, worauf das Tier mehr Futter verbraucht. Auch der Anspruch des Organismus auf Nährstoffe, besonders auf Zucker, wird gesteigert und auch dies unterstützt die Resorption der Zucker aus dem Darm. Da die praktischen Versuche darauf hinweisen, daß die richtig angestellte Vorvergärung auf die Futterverwertung einen guten Einfluß ausübt und die Verfütterung der so behandelten Futterstoffe demzufolge wirtschaftlich ist, ist es wahrscheinlich, daß bei der Vorvergärung entstehende Nährstoffverluste durch die übrige günstige Wirkung ersetzt werden, ja sogar eine bessere Verwertung sichern. Diese günstigen Wirkungen der vorvergorenen Futtermittel werden aber nicht nur durch die von uns nachgewiesenen blutzuckersenkenden Stoffe, sondern, wie wir es bereits schilderten, auch durch die von den Mikroorganismen erzeugten verschiedenen Enzyme und Vitamine ausgelöst. Diese alle erleichtern die Verdauung, tragen zur ungestörten Abwicklung der Lebensvorgänge durch bessere Versorgung an biologischen Wirkstoffen, durch Beseitigung der etwaigen Mängel bei, und so sichern sie gemeinsam die bessere Verwertung und bessere Produktion.

Zusammenfassung

Nachdem die Verfasser die wichtige Rolle der Vorvergärung in der Fütterung besprachen, stellten sie fest, daß, wenn ein für Schweine aus Mais und Gerste bereitetes Kraftfutter unter günstigen Bedingungen behandelt wird, außer anderen biologisch wertvollen Wirkstoffen auch noch blutzuckersenkende Stoffe, Glukochinine, gebildet werden. Die aus dem vorvergorenen Futter verfertigten Auszüge senken bereits in kleinen Mengen den Blutzuckergehalt der Kaninchen. Die blutzuckersenkenden Wirkstoffe wirken nicht nur in Form von Injektionen, sondern sie behalten auch dann ihre blutzuckersenkende Fähigkeit, wenn sie peroral in den Organismus gelangen. Dies weist darauf hin, daß sie der Einwirkung der Verdauungssäfte Widerstand leisten können. Aus diesen Ergebnissen kann gefolgert werden, daß die Tiere unter der blutzuckersenkenden Wirkung, die bei Verfütterung von vorvergorenen Futterstoffen mit Glukochiningehalt entsteht, hungriger werden, mehr Futter aufnehmen und den Kohlehydratgehalt des Futters besser verwerten können.

Den Verfassern ist es gelungen, auch im vorvergorenen Rauhfutter, das für Rinder verfertigt wurde, Glukochinin nachzuweisen.

Es wurden auch die bei der Vorvergärung eintretenden Verluste festgestellt. Diese bewegten sich während der viertägigen Behandlung zwischen 5 und 15%. Da aber Glukochinine bereits in zwei Tagen in bedeutender Menge nachweisbar sind, genügt eine kürzere Vorvergärung, wodurch auch die Nährstoffverluste wesentlich vermindert werden können.

Literaturverzeichnis

1 DARPENTER und FRIEDLÄNDER: Science, 1942. 92. 625.
2 RUDOLF: Die Vitamine der Hefe, 1941.
3 FRÖHNER, E.: Lehrbuch der Toxikologie, 1927.

Eingegangen am 20. 3. 1957

Aus dem Max Planck-Institut für Tierzucht und Tierernährung Mariensee-Trenthorst
(Direktor Prof. Dr. M. WITT)

M. WITT

Weitere Weidebeifütterungsversuche an Milchvieh

1. Problemstellung

Man führt manche Gründe dafür an, daß man Kühen während des Weideganges ein Beifutter verabreichen solle [2, 4, 6]. Unter diesen ist als einer der wichtigsten die Annahme anzusehen, daß man mit seiner Hilfe das ganz allgemein in den ersten Weidemonaten zu beobachtende Absinken des Fettgehaltes der Milch verhindern könne. Um diese Möglichkeiten zu prüfen, führte das Max-Planck-Institut für Tierzucht und Tierernährung in den letzten Jahren auf breiter Basis Versuche durch. Dabei wurde auch geprüft, wie sich der Fettgehalt der Milch bei 66 [11] Kühen verhielt, die ohne weitere Vorbereitung von einem Tag zum andern ganztägig auf die Weide kamen und die kein Zufutter erhielten. Bei allen Kühen wurde täglich die Leistung in Milchmenge und im Fettgehalt der Milch ermittelt. Danach stieg der Fettgehalt der Milch in den ersten Weidetagen bei etwa gleicher Milchmengenleistung ruckartig an, und er fiel dann nicht etwa plötzlich ab, sondern ging ganz allmählich von Woche zu Woche zurück, bis er in der 6./8. Woche [9] den niedrigsten Stand erreichte, um sich danach allmählich wieder zu erhöhen, ohne daß sich in der Fütterung und Haltung etwas änderte. Insgesamt ging der Fettgehalt der Milch bis zu seinem tiefsten Stand in der 8. Woche um 0,5% zurück, und das bedeutet auch einen recht beträchtlichen wirtschaftlichen Schaden.

Kurzfristige Perioden- und langfristige Gruppenversuche ergaben dann, daß man mit einer Beigabe von 2–3 kg Trockenschnitzeln [11] oder von 12 kg Futterzuckerrüben [11] oder von 2 kg Kokosexpeller (mit einem Fettgehalt von 15% [10]) oder von 2–3 kg eines sehr eiweißreichen Gemisches [11] wohl die Milchmengenleistung etwas erhöhen konnte, daß sich dadurch der Rückgang des Fettgehaltes der Milch aber in keiner Weise verhindern oder mildern ließ. Auch genügte der durch das Beifutter erzielte Anstieg in der Milchmengenleistung, der sich im Durchschnitt auf etwa 1 kg belief, in keinem Falle, die durch die Beifütterung entstehenden Kosten abzugelten [5].

In einem weiteren Versuch [12] zeigte sich, daß Kühe, die bei voller Stallfütterung 5 Stunden in einem begrasten Auslauf gehalten wurden, sich im Fettgehalt ebenso verhielten wie Kühe mit ganztägigem Weidegang.

Diese Feststellungen gelten sicherlich zunächst nur für die in den Versuchswirtschaften des Instituts gehaltenen Milchviehbestände, für die dort vorhandenen Weiden usw. Diese aber sollten doch allgemein Veranlassung sein, für Herden mit anderen genetischen Grundlagen und für Höfe mit anderen Weidebedingungen, Futterverhältnissen usw. erst dann den Rat für diese kostspielige Beifütterung zu geben, nachdem durch entsprechende Versuche der Nachweis erbracht worden ist, daß diese dort erfolgreich sein wird, insbesondere den Rückgang des Fettgehaltes zu verhindern verspricht.

Aber auch in den Versuchswirtschaften des Instituts läßt sich nur von den Beifuttermitteln etwas über ihre Wirkung auf Menge und Fettgehalt der Milch aussagen, die dort geprüft wurden. Infolgedessen werden weitere Versuche mit anderen Beifuttermitteln und Futterkombinationen durchgeführt werden müssen.

Im Weidesommer 1956 bestand zunächst ein Interesse daran, in Erfahrung zu bringen, ob Zuckerschnitzel eine andere Wirkung, insbesondere auf den Fettgehalt der Milch ausüben würden als gewöhnliche Trockenschnitzel. Sodann aber hatte man darauf hingewiesen, daß Essigsäure von besonderer Wirkung für die Bildung von Milchfett sei und daß diese vor allem aus Rohfaser gebildet werde [7]. Das junge Weidegras enthalte zu wenig davon und darauf sei der Rückgang im Fettgehalt der Milch zurückzuführen, nicht aber auf das darin enthaltene enge Nährstoffverhältnis oder darauf, daß die Kühe bei Weidegang durchweg eine die jeweils in Betracht kommende Norm weit überschreitende Eiweißmenge verzehren. Infolgedessen vertrat man die Ansicht, daß die Verabreichung eines besonders rohfaserreichen Beifutters einen günstigen Einfluß auf den Fettgehalt der Milch in den ersten Weidewochen ausüben müsse.

Um zur Klärung dieser Frage einen Beitrag zu liefern, wurde in der Versuchswirtschaft Mecklenhorst ein Versuch mit einem rohfaserreichen, im Handel erhältlichen Beifuttermittel durchgeführt, während in der Versuchswirtschaft Trenthorst ein aus Haferspreu und Melasse hergestelltes Gemisch zur Verabreichung gelangte.

2. Beifütterungsversuche

A. Vergleich zwischen Zuckerschnitzeln und Trockenschnitzeln

a) Versuchsdurchführung

Um festzustellen, ob Zuckerschnitzel [1] und Trockenschnitzel einen unterschiedlichen Einfluß auf Milchmenge und Fettgehalt der Milch ausübten, und ob die Kühe, die dieses Beifutter erhielten, sich darin anders verhalten würden als andere Kühe, die ohne Zufutter blieben, wurden drei Gruppen zu je 8 Kühen gebildet, die sich in der Milchleistung, im Alter, Laktationszustand usw. weitgehend ähnelten. Während der letzten Stallwochen hatten alle 24 Kühe als Grundfutter 50 kg Gärfutter und 3 kg Heu erhalten. Die Tiere kamen dann ohne weitere Vorbereitung von einem Tag zum andern ganztägig auf die Weide. und die Kühe der beiden Gruppen, die zugefüttert wurden, erhielten das Beifutter vom ersten Tage an. Die Zufütterung erfolgte einmal am Tag. Die zugeteilte Menge belief sich auf 3 kg, die individuell im Freßbeutel jeder Kuh zugeteilt wurden. Der Versuch umfaßte die letzten 3 Stallwochen und die ersten 8 Weidewochen. Alle Tiere standen während der ganzen Dauer des Versuches in täglicher Milchkontrolle. In der Gruppe, die kein Zufutter bekam, schied ein Tier aus, so daß bei dieser Gruppe nur die Unterlagen von 7 Tieren ausgewertet werden konnten.

Nach der angefertigten Analyse enthielten die Trockenschnitzel im kg 520 StE mit 56 g Eiweiß, die Zuckerschnitzel 549 StE mit 23 g Eiweiß. Danach stimmte der Nährstoffgehalt weitgehend mit den Angaben der DLG-Tabelle überein (508/46 und 568/17). Die Trockenschnitzel kosteten Anfang Mai frei Hof 30,30 DM. Demnach kamen 1000 StE in diesen auf (30,30 : 520 =) 58 Pfg. zu stehen. Bei den Zuckerschnitzeln belief sich der Preis auf 38,00 DM. Demnach kosteten 1000 StE darin 69 Pfg.

b) Versuchsergebnisse

Wie sich der Verzehr an Trockenschnitzeln und Zuckerschnitzeln im Durchschnitt der Gruppen in den 8 Weidewochen entwickelte, zeigt die folgende Tabelle 1.

Tabelle 1. *Verzehr an Trockenschnitzeln und Zuckerschnitzeln*

Weide-woche	Trockenschnitzel		Zuckerschnitzel	
		zugewogene Menge		zugewogene Menge
	kg	%	kg	%
1.	2,23	74	1,81	60
2.	2,35	78	2,12	71
3.	2,37	79	2,33	78
4.	2,48	83	2,53	84
5.	2,82	94	2,70	90
6.	2,84	95	2,71	90
7.	2,63	88	2,76	92
8.	2,53	84	2,81	94
∅	2,53	84	2,47	82

Zunächst ist interessant, daß in keiner Woche die zugeteilte Menge von 3 kg in vollem Umfange verzehrt wurde. Nur einzelne Tiere kamen vorübergehend einmal auf einen Tagesverzehr von 3 kg Beifutter. Daraus wäre zu folgern, daß die Kühe das ihnen zur Verfügung stehende Weidegras bevorzugten.

Aus den Relativwerten der *Tabelle 1* ergibt sich, daß die Kühe von den Trockenschnitzeln in der ersten Weidewoche nur rd. $^3/_4$ der vorgelegten Menge verzehrten, daß sie dann bis zur 5./6. Weidewoche etwas steigende Mengen aufnahmen, um danach im Verzehr wieder etwas nachzulassen. Von den Zuckerschnitzeln nahmen die Kühe in der ersten Weidewoche nur 60% der zugeteilten Menge auf, also noch weniger, als die andere Gruppe von den Trockenschnitzeln verzehrte. Im weiteren Versuchsverlauf war allerdings ein allmählicher steter Anstieg in der Aufnahme zu beobachten.

Im Durchschnitt der 8wöchigen Zufütterungszeit belief sich aber der Verzehr in den beiden Gruppen auf rd. 2,5 kg je Tier und Tag. Jedenfalls nahmen die Tiere von den Zuckerschnitzeln, trotz ihres höheren Zuckergehaltes, nicht mehr auf als von den Trockenschnitzeln.

Wie sich die Milchmenge und der Fettgehalt der Milch in den letzten 3 Stallwochen und in der anschließenden 8 wöchigen Weidezeit verhielten, ist für die einzelnen Versuchsgruppen in der folgenden *Tabelle 2* zusammengestellt.

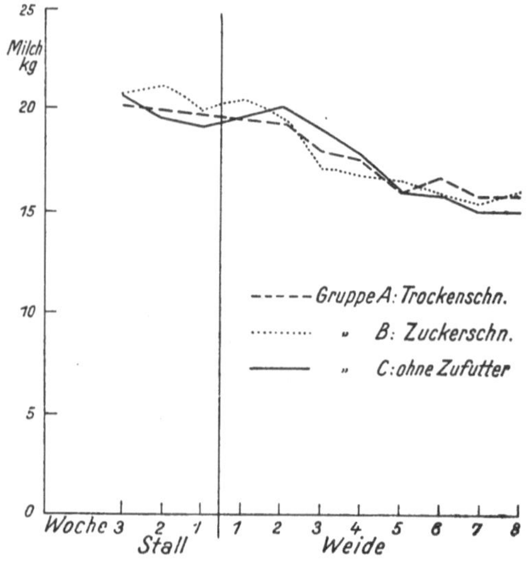

Abb. 1a. Einfluß des Beifutters auf die Milchmenge

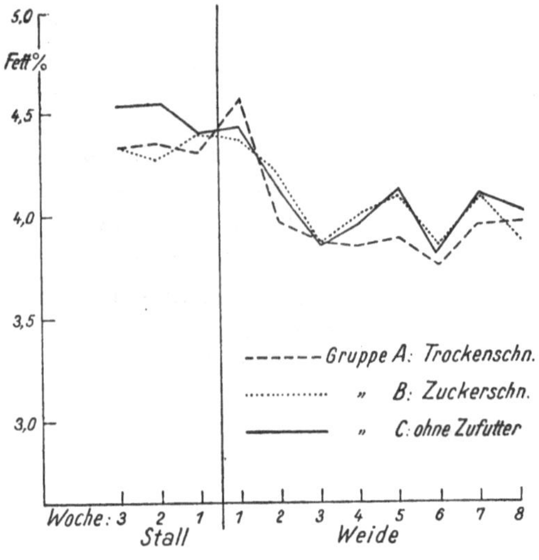

Abb. 1b. Einfluß des Beifutters auf den Fettgehalt der Milch

Diese Zahllen sind kurvenmäßig in der *Abb. Nr. 1a* für die Milchmenge und in *Abb. 1b* für den Fettgehalt der Milch wiedergegeben.

Tabelle 2. *Einfluß des Beifutters auf Milchmenge und Fettgehalt der Milch*

Woche	Gruppe A (n = 8)				Gruppe B (n = 8)				Gruppe C (n = 7)			
	Trockenschnitzel				Zuckerschnitzel				ohne Zufutter			
	Milch		Fett	Fett %	Milch		Fett	Fett %	Milch		Fett	Fett %
	kg	rel.	%	rel.	kg	rel.	%	rel.	kg	rel.	%	rel.
Stall												
3.	20,1		4,34		20,8		4,35		20,5		4,53	
2.	19,9		4,35		21,1		4,29		19,5		4,56	
1.	19,8		4,32		19,9		4,41		19,1		4,40	
∅	19,9	100	4,33	100	20,6	100	4,35	100	19,7	100	4,50	100
Weide												
1.	19,5	98	4,58	106	20,6	100	4,38	101	19,5	99	4,43	97
2.	19,4	97	3,98	92	19,7	96	4,19	96	20,1	102	4,14	91
3.	18,0	90	3,88	90	17,1	83	3,85	89	19,1	97	3,85	85
4.	17,5	88	3,86	89	16,7	81	4,00	92	17,8	90	3,96	87
5.	16,0	80	3,90	90	16,4	80	4,10	94	15,9	81	4,14	91
6.	16,5	83	3,75	87	15,9	77	3,86	89	15,8	80	3,81	84
7.	15,7	79	3,95	91	15,3	74	4,09	94	15,0	76	4,11	90
8.	15,7	79	3,97	92	15,9	77	3,88	89	14,9	76	4,03	88
∅ Milch kg	17,3	87			17,2	83			17,3	88		
Fett %			3,99	92			4,06	93			4.06	89

Was dann zunächst die *Milchmenge* anbetrifft, so belief diese sich beim Austrieb im Durchschnitt auf etwa 20 kg. Die Kühe befanden sich dann im Mittel am 60. Laktationstag.

Es bestätigte sich dann zunächst das bei früheren Versuchen ermittelte Ergebnis, daß Kühe bei diesen Tagesleistungen, die im Stall eine ihrer Milchleistung entsprechende Nährstoffmenge erhalten, auf der Weide in ihrer Milchleistung nicht ansteigen, daß die Weide also bei diesen Tieren keine spezifisch milchtreibende Wirkung ausübt.

Für die statistische Sicherung wurden die Werte der 3 Stallwochen und der 8 Weidewochen herangezogen. Dabei ergab sich, daß beim Rückgang in der Milchmenge vom Stall zur Weide zwischen Zuckerschnitzeln und Trockenschnitzeln eine Differenz von nur 0,8 kg vorhanden war mit den 95% Konfidenzgrenzen zwischen – 1,4 bis + 3,0. Dieser kleine Unterschied ließ sich also statistisch nicht sichern. Jedenfalls waren die Zuckerschnitzel in ihrer Wirkung auf die Milchmenge den Trockenschnitzeln durchaus nicht überlegen.

Weiter sind dann die beiden Gruppen, die ein Zufutter erhielten, zu vergleichen mit der Gruppe, die kein Zufutter beam. Dabei ergab sich, daß die Gruppe, die Trockenschnitzel erhielt, um 2,6 kg in der Milchmenge zurückging, während die Gruppe ohne Zufutter nur um 2,4 kg in der Milchleistung nachließ. Der Unterschied im Rückgang der Milchmenge belief sich also auf 0,2 kg mit Konfidenzgrenzen von – 2,0 bis + 2,4. Die Gruppe, die Zuckerschnitzel bekam, lieferte im Durchschnitt 1,0 kg Milch weniger als die Gruppe, die kein Zufutter bekam, mit Konfidenzgrenzen von – 1,2 bis + 3,2.

Demnach liegt also der Einfluß dieser beiden Futtermittel auf die Milchmenge innerhalb der Fehlergrenze. Dieses Ergebnis ist etwas überraschend, weil in früher im Institut durchgeführten Beifutterversuchen mit Trockenschnitzeln die Milchmenge im Durchschnitt um 1 kg signifikant gesteigert werden konnte. Neuere Untersuchungen [3] über zuckerhaltiges Beifutter haben ebenfalls nur zu einer unbedeutenden Erhöhung der Milchmenge geführt.

Aber bei diesem Versuch interessierte in erster Linie der Unterschied in der Futterwirkung zwischen Zuckerschnitzeln und Trockenschnitzeln auf den *Fettgehalt der Milch.* Wenn man dazu die Zahlen über den Fettgehalt der Milch in der *Tabelle 2* und die danach angefertigte kurvenmäßige Darstellung der *Abb. Nr. 1b* überprüft, zeigt sich eine sehr weitgehende Übereinstimmung zwischen den beiden Gruppen, die ein Beifutter erhielten.

Bei der Gruppe A, die Trockenschnitzel bekam, lag der durchschnittliche Fettgehalt der Milch während der 8 Weidewochen um (4,33%–3,99% =) 0,34% gegenüber dem durchschnittlichen Fettgehalt der letzten 3 Stallwochen niedriger.

Bei der Gruppe B, die Zuckerschnitzel erhielt, belief sich diese Differenz auf (4,35%–4,06% =) 0,29%.

Bei der statistischen Auswertung ergab sich bei diesem Rückgang im Fettgehalt der Milch zwischen Zuckerschnitzeln und Trockenschnitzeln nur eine Differenz von 0,05% mit Konfidenzgrenzen von – 0,27 bis + 0,37. Dieser kleine Unterschied war also in keiner Weise statistisch gesichert. Die Zuckerschnitzel übten demnach keineswegs einen günstigeren Einfluß auf den Fettgehalt der Milch aus als die Trockenschnitzel.

Sodann aber bestand im Verhalten des Fettgehaltes der Milch zwischen den beiden zugefütterten Gruppen einerseits und der Gruppe ohne Zufutter andererseits auch kein praktisch ins Gewicht fallender Unterschied. Bei der statistischen Auswertung ergab sich im Rückgang des Fettgehaltes der Milch vom Stall zur Weideversuchszeit zwischen der Gruppe ohne Zufutter und der Gruppe, die Zuckerschnitzel bekam, ein Unterschied von 0,15% Fett mit Konfidenzgrenzen von – 0,17 bis + 0,47. Gegenüber der Gruppe, die Trockenschnitzel erhielt, belief sich diese Differenz auf 0,10% mit Konfidenzgrenzen von – 0,22 bis + 0,42.

Bei früheren Versuchen hatte sich ein durch ein Zufutter ermittelter Rückgang im Fettgehalt der Milch von 0,1% statistisch sichern lassen.

Auffallend ist sodann bei diesem Versuch, daß der Fettgehalt der Milch in der 5. und 7. Woche etwas anstieg. Ein Grund für diese Schwankungen ließ sich nicht finden. Aber wichtig ist, daß sich die drei Gruppen ziemlich gleichmäßig verhielten.

Das wichtigste Ergebnis dieses Versuches ist darin zu sehen, daß es wiederum weder mit Hilfe von Trockenschnitzeln noch mit Hilfe von Zuckerschnitzeln gelang, den Rückgang des Fettgehaltes in den ersten Weidewochen zu verhindern und daß die Zuckerschnitzel durchaus keinen günstigeren Einfluß auf den Fettgehalt der Milch ausübten als die Trockenschnitzel.

B. Einfluß eines Sommerbeifutters für Rindvieh auf Milchmenge und Fettgehalt der Milch

a) Versuchsdurchführung

Zur Überprüfung der Frage, ob man den Rückgang des Fettgehaltes der Milch in den ersten Wintermonaten durch Verabreichung eines besonders rohfaserreichen Beifutters verhindern könne, wurde ein „DLG-Sommerbeifutter für Rindvieh" in Würfelform beschafft. Dessen Zusammensetzung ist in der folgenden *Tabelle* 3 angegeben.

Tabelle 3. *Zusammensetzung des Sommerweidefutters für Rindvieh*

Futtermittel	Anteil %
Weizenkleie	15
Haferschalen	10
Dinkelschalen	10
Trockenschnitzel	10
Troblako, zersleinert	10
Baumwollsaatschalen, zerkleinert	10
Haferschälkleie	10
Palmkernschrot, extr.	10
Zuckerrüben-Melasse	10
Mineralstoffmischung IIIa	5
	100

Es handelt sich somit um ein Futtergemisch mit einem recht hohen Anteil an weniger wertvollen Futtermitteln. Die „garantierten wertbeständigen Bestandteile" waren angegeben mit „*höchstens* (!) 10% Rohprotein, *mindestens* (!) 15%

Rohfaser". Der angegebene Nährwert belief sich auf 393 StE mit 54 g Rohprotein. Der Rohfaseranteil wurde mit 18,2% angegeben. Dieser belief sich nach der eigenen Analyse auf 20,6%. Das Futter kostete je dz 30,50 DM. Demnach kamen darin 1000 StE auf 78 Pfg. zu stehen.

Für diesen Versuch wurden 2 Gruppen mit je 7 Kühen zusammengestellt, von denen die eine das Beifutter erhielt, die andere ohne jegliches Zufutter blieb. Das Futter wurde individuell zugeteilt und die Kühe standen ebenfalls in täglicher Milchkontrolle. Der Versuch umfaßte die letzten 3 Stallwochen und die ersten 7 Weidewochen.

Das Beifutter wurde erst einige Tage nach Beginn des Weideganges geliefert und konnte zum erstenmal am 6. Weidetag verabreicht werden. Infolgedessen ergibt sich ein 5 Tage umfassender Weideabschnitt, in dem die Kühe beider Gruppen kein Zufutter bekamen. Der „ersten Versuchswoche" wurden dann die beiden Tage der vorhergehenden Woche, an denen Zufutter verabreicht wurde, hinzugerechnet, so daß diese insgesamt 9 Tage umfaßte.

Um den Verzehr abzutasten, erhielten die Tiere zunächst 1 kg des Zufutters zugeteilt. Die Tiere fraßen das Futter aber sehr gerne; infolgedessen konnte die Menge bis zum Beginn der 2. Woche auf 3 kg gesteigert werden und bei dieser Tageszuteilung blieb es dann bis zum Ende des Versuches.

Allen Kühen stand sodann wieder ein Mineralstoffgemisch zur beliebigen Aufnahme zur Verfügung.

b) Versuchsergebnisse

Die zugeteilte Futtermenge wurde von 3 Kühen stets im vollen Umfange aufgenommen, 3 andere ließen nur wenig Futter zurück. Eine Kuh hatte in den ersten beiden Wochen ganz besonders wenig aufgenommen, um dann von der 3. Woche an alles zu verzehren, was ihr zugeteilt wurde. Wie sich im einzelnen die Aufnahme bei den 7 Kühen im Durchschnitt entwickelte, ist der folgenden *Tabelle 4* zu entnehmen.

Tabelle 4. *Aufnahme von Beifutter*

Versuchswoche	1	2	3	4	5	6	1 — 6	
Stall-Nr.	Verzehr							
	kg	kg	kg	kg	kg	kg	Ø kg	Sa kg
5167	1,78	3,00	3,00	3,00	3,00	3,00	2,77	130,0
425	1,78	3,00	3,00	3,00	3,00	3,00	2,77	130,0
5101	0,22	0,21	3,00	3,00	3,00	3,00	2,05	96,5
683	1,78	3,00	3,00	3,00	3,00	3,00	2,77	130,0
529	1,78	2,97	3,00	3,00	3,00	3,00	2,76	129,8
649	1,78	3,00	2,86	2,86	3,00	3,00	2,75	129,0
644	1,78	2,99	3,00	2,77	3,00	2,99	2,73	128,2
Ø	1,56	2,60	3,00	2,95	3,00	3,00	2,67	873,5

Im Durchschnitt belief sich der Tagesverzehr also auf 2,67 kg. In den letzten Wochen der Beifütterung aber hatten alle Kühe die ihnen zugeteilten 3 kg im ganzen Umfange aufgenommen. Dabei mag bemerkenswert sein, daß die Kühe von diesem Beifutter mehr verzehrten, als in dem anderen Versuch an Zuckerschnitzeln und Trockenschnitzeln aufgenommen wurden. Da das Weidebeifutter 20,8 % Rohfaser enthielt, nahmen die Kühe mit der im Durchschnitt verzehrten Beifuttermenge von 2,67 kg (2,67 × 208 =) 555 g Rohfaser zusätzlich auf. In 3 kg dieses Beifutters waren 624 g Rohfaser enthalten. Gutes Wiesenheu hat nach der DLG-Tabelle im kg 255 g Rohfaser, also nur 48 g mehr als dieses Weidebeifutter. Der Rohfasermenge nach entsprachen also 3 kg Weidebeifutter rd. 2,5 kg Wiesenheu. Gras einer Umtriebsweide hat nach der DLG-Tabelle einen Rohfasergehalt von 3,5 % aufzuweisen. Demnach enthielten diese 3 kg Beifutter ebenso viel Rohfaser wie (624 : 37 =) 17 kg Gras.

Tabelle 5. *Einfluß des Weidebeifutters auf Milchmenge und Fettgehalt der Milch*

Woche	Gruppe A (n = 7 Tiere)				Gruppe B (n = 7 Tiere)			
	Weidebeifutter				ohne Zufutter			
	Milch		Fett		Milch		Fett	
	kg	rel.	%	rel.	kg	rel.	%	rel.
Stall								
3	15,2		4,21		15,3		4,33	
2	15,1		4,58		14,8		4,53	
1	14,7		4,59		14,3		4,56	
∅	15,0	100	4,46	100	14,8	100	4,47	100
5 Weidetage ohne Zufutter	13,2	88	4,81	108	13,9	94	4,74	106
Versuchswoche								
1. (9 Tage)	15,6	104	4,37	98	14,4	97	4,50	101
2.	15,6	104	3,80	85	14,1	95	4,24	95
3.	15,3	102	3,60	81	13,9	94	3,86	86
4.	14,5	97	3,60	81	12,6	85	4,09	91
5.	14,1	94	3,58	80	12,2	82	4,06	91
6.	12,9	86	3,64	82	11,0	74	4,02	90
∅ 1.—6. Vers. Woche	14,7	98	3,80	85	13,0	88	4,15	93
nach dem Versuch								
1.	12,4	83	3,70	83	10,7	72	3,98	89
2.	11,1	74	3,82	86	10,4	70	4,07	91
3.	10,6	71	3,97	89	10,4	70	4,01	90
4.	10,2	68	4,03	90	9,9	67	4,02	90
∅ 1.—4. Woche	11,1	74	3,87	87	10,4	70	4,02	90

Über den Einfluß des Beifutters auf Milchmenge und Fettgehalt der Milch gibt die folgende *Tabelle 5* Auskunft.

Die kurvenmäßige Darstellung dieser Zahlen befindet sich in *Abb. Nr. 2*. Beide Gruppen stimmten also während der 3 letzten Stallwochen in der Milchmenge und im Fettgehalt der Milch weitgehend überein. Die durchschnittlichen Milchleistungen lagen bei Versuchsbeginn um 15 kg und waren damit um 5 kg niedriger, als das in dem ersten Versuch der Fall war. Das ist zu einem Teil darauf zurückzuführen, daß diese Kühe sich dann im Durchschnitt am 77. Laktationstage befanden, in der Laktation also etwas weiter vorgeschritten waren. Außerdem aber handelte es sich in diesem Versuch um jüngere Tiere, die in der Mehrzahl erst zum zweitenmal abgekalbt hatten.

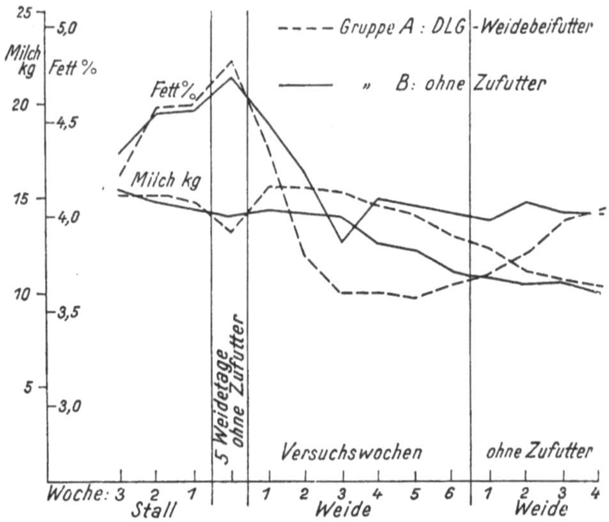

Abb. 2. Einfluß des Weidebeifutters auf Milchmenge und Fettgehalt der Milch

In den ersten 5 Weidetagen, in denen beide Gruppen kein Zufutter bekamen, machte sich dann wiederum das typische Emporschnellen des Fettgehaltes der Milch bemerkbar.

Wenn man dann das Verhalten der *Milchmenge* während des Versuches überprüft, fällt zunächst wieder auf, daß man auch bei diesen Kühen *nicht von einer spezifisch milchtreibenden Wirkung des Weidebeifutters* sprechen kann.

Bei der Gruppe, die zugefüttert wurde, lag dann die Milchleistung in allen 6 Weidewochen etwas höher und belief sich der Rückgang in der Durchschnittsleistung der 6 Weidewochen gegenüber der in den letzten drei Stallwochen erzielten Durchschnittsleistung nur auf 0,3 kg Milch oder 2%, während die andere Gruppe um 1,8 kg oder 12% in der Milchleistung zurückging. Das 95% Konfidenzintervall für diesen Rückgang hatte die Grenzwerte von – 1,0 bis + 4,2. Demnach ließ sich dieser Unterschied statistisch nicht sichern.

Tabelle 6. *Abfall der Milchleistung bei den Paarlingen*

Vergleichs-Paar	Mit Weidebeifutter			Ohne Weidebeifutter		
	Milch kg 3 letzte St.Woch. ∅	Milch kg 6 Vers. Wochen ∅	Differenz kg	Milch kg 3 letzte St.Woch. ∅	Milch kg 6 Vers. Wochen ∅	Differenz kg
1.	22,4	19,0	— 3,4	20,1	16,2	— 3,9
2.	18,9	17,3	— 1,6	19,3	14,1	— 5,2
3.	16,4	16,4	0	13,7	13,6	— 0,1
4.	10,2	11,1	+ 0,9	14,6	11,1	— 3,5
5.	10,9	13,5	+ 2,6	11,0	11,8	+ 0,8
6.	11,5	13,0	+ 1,5	12,8	11,7	— 1,1
7.	13,7	11,8	— 1,9	12,2	12,2	0
∅	15,0	14,59	- 0,41	14,8	12,96	— 1,84

Wenn man dann zusätzlich die einzelnen Paarlinge miteinander vergleicht, dann ergibt sich das in der *Tabelle 6* wiedergegebene Bild.

Danach war bei 6 Paarlingen, die ohne Zufutter blieben, der Rückgang in der Leistung größer, nur bei einem Tier etwas geringer. Das deutet ebenfalls auf eine gewisse milchsteigernde Wirkung des Beifutters hin. Dabei wäre allerdings zu berücksichtigen, daß die Kühe in guter, voller Weide gingen, auf der sie den ihrer Leistung entsprechenden Nährstoffbedarf an sich wohl voll decken konnten. Auch bleibt zu bedenken, daß die Kühe, die bei einem durchschnittlichen Verzehr von 2,67 kg Weidebeifutter (2,67 × 393 =) 1049 StE aufnahmen, bei einer Durchschnittsleistung von 15 kg Milch etwas mehr Milch lieferten, während die Milchleistung bei den Kühen, die in dem ersten Versuch in Form von Zuckerschnitzeln und Trockenschnitzeln 1386 StE verzehrten, unbeeinflußt blieb, obwohl diese Tiere etwa 20 kg Milch gaben. Auch war in der Kotkonsistenz kein auffälliger Unterschied festzustellen.

Untersucht man dann das Verhalten der Milchmenge in den ersten 4 Wochen nach Beendigung des Versuches, dann zeigt sich, daß diese mit dem Fortfall des Beifutters schneller zurückging, und daß sich die beiden Gruppen nach 4 Wochen weitgehend in der Milchmengenleistung angeglichen hatten. Auch daraus kann man wohl einen gewissen fördernden Einfluß des Beifutters auf die Milchmenge ablesen.

Es kam indessen auch bei diesem Futter in erster Linie darauf an, seine Wirkung auf den *Fettgehalt* der Milch zu untersuchen. Überprüft man dazu die Zahlen der *Tabelle 5*, dann zeigt sich, daß der Fettgehalt der Milch bei der zugefütterten Gruppe nicht höher, sondern in allen Versuchswochen niedriger lag als bei den Tieren, die ohne Zufutter blieben.

Insgesamt belief sich der Rückgang des Fettgehaltes im Durchschnitt der 6 Weidewochen bei der Gruppe mit dem Zufutter auf (4,46–3,80 =) 0,66%, bei der anderen Gruppe nur auf 4,47–4,15 =) 0,32%. Die dafür errechneten Konfidenzgrenzen haben die Werte von – 0,80 bis + 0,08. Damit lassen sich also auch diese Unterschiede nicht statistisch sichern.

Eine Gegenüberstellung der 7 Paarlinge ist in der folgenden *Tabelle* 7 vorgenommen.

Tabelle 7. *Abfall des Fettgehaltes bei den Paarlingen*

Vergleichs-paar	Mit Weidebeifutter			Ohne Weidebeifutter		
	Fett % 3 letzte Stallwo. Ø	Fett % 6 Vers.-Wochen Ø	Differenz %	Fett % 3 letzte Stallwo. Ø	Fett % 6 Vers.-Wochen Ø	Differenz %
1.	3,99	3,60	— 0,39	4,14	3,91	— 0,23
2.	4,33	3,42	— 0,91	4,27	3,89	— 0,38
3.	4,10	3,44	— 0,66	4,35	3,93	— 0,42
4.	4,41	4,15	— 0,26	4,38	4,54	+ 0,16
5.	6,01	4,55	— 1,46	5,92	5,02	— 0,90
6.	4,13	3,44	— 0.69	4,21	4,19	— 0.02
7.	4,94	4,34	— 0,60	4,55	3,90	– 0,65
Ø	4,46	3,80	— 0,66	4,47	4,15	— 0,32

Bei 6 Paarlingen der zugefütterten Gruppe war also der Rückgang im Fettgehalt größer. In den 4 Wochen nach Beendigung der Beifütterung stieg dann der Fettgehalt verhältnismäßig schnell wieder an, und in der 4. Woche war darin etwa die gleiche Übereinstimmung zwischen den beiden Gruppen wieder hergestellt, wie sie vor Beginn des Versuches in den letzten 3 Wochen der Stallhaltung bestanden hatte. Zu einem Teil wird dieser Unterschied im Fettgehalt durch die unterschiedliche Höhe der Milchleistung verursacht sein. Dieses Weidebeifutter enthielt dann 10% Zuckerrübenmelasse. Mit der im Durchschnitt verzehrten Menge von 2,67 kg hatten die Kühe also 267 g Zuckerrübenmelasse aufgenommen. Ob diese verhältnismäßig geringe Menge, die bei gewöhnlicher Winterfütterung wahrsch inlich kaum einen Einfluß auf den Fettgehalt der Milch ausüben würde, in Kombination mit dem Weidegras eine nachteilige Wirkung auf den Fettgehalt der Milch auszuüben vermag, wäre in weiteren Versuchen zu klären.

Zusammenfassend ist von diesem Versuch zu sagen, daß die Kühe dieses „Sommerweidebeifutter für Rindvieh" an sich ganz gerne in Tagesgaben bis zu 3 kg aufnahmen, daß sich dadurch ein gewisser, wenn auch statistisch nicht gesicherter, günstiger Einfluß auf die Milchmenge erzielen ließ, daß sich jedoch die Annahme, mit seiner Hilfe das Absinken des Fettgehaltes der Milch während des Weideganges verhindern zu können, in keiner Weise bestätigte.

C. Einfluß melassierter Haferspreu auf Milchmenge und Fettgehalt der Milch

a) Versuchsdurchführung

Um ein weiteres rohfaserreiches Beifutter in seiner Wirkung auf den Fettgehalt der Milch während des Weideganges zu überprüfen, wurden in der Versuchswirtschaft Trenthorst 2 Gruppen zu je 9 Kühen zusammengestellt, die ebenfalls in täglicher Milchkontrolle standen. Das Beifutter wurde wieder individuell im Freßbeutel zugeteilt. Der Versuch umfaßte neben den letzten 3 Stallwochen die ersten 8 Weidewochen. Auch stand den Kühen ein Mineralstoffgemisch zur beliebigen Aufnahme zur Verfügung.

Das Beifutter wurde für diesen Versuch hergestellt und bestand dann zu 70% aus Haferspreu und zu 30% aus Melasse. Die Analyse hatte das folgende Ergebnis:

Rohprotein	8,26
Rohfett	1,57
N-freie Extr.	45,21
Rohfaser	16,95
Wasser	16,13
Ca	0,78
P	0,19

1 kg dieser Mischung enthielt 240 StE.

b) Versuchsergebnisse

Die Kühe nahmen dieses Beifutter nicht besonders gerne auf. Es bestand die Absicht, die Tagesgaben allmählich auf 3 kg zu steigern. Tatsächlich stieg der Durchschnittsverzehr von 0,73 kg in der ersten Weidewoche nur auf 2,42 kg in der 8. Weidewoche. Dabei ergaben sich aber zwischen den Kühen recht große Unterschiede. Der höchste im Durchschnitt dieser 8 Wochen erzielte Tagesverzehr belief sich auf 2,59 kg, der niedrigste nur auf 0,55 kg. Für alle Kühe errechnete sich ein Tagesdurchschnittsverzehr von 1,8 kg. Da ein kg dieses Beifutters 170 g Rohfaser enthielt, nahmen die Kühe im Durchschnitt mit diesem Beifutter (170 × 1,8 =) 306 g Rohfaser auf. Diese Rohfasermenge wäre in (306 : 255 =) 1,2 kg Wiesenheu enthalten gewesen.

Über die Leistungen in Milchmenge und im Fettgehalt der Milch während der letzten 3 Wochen der Stallhaltung und der ersten 8 Weidewochen gibt die folgende *Tabelle 8* Auskunft.

Diese Zahlen sind kurvenmäßig in *Abb. Nr. 3* dargestellt. Die durchschnittliche Milchmengenleistung belief sich also bei Weide-Beginn auf rd. 24 kg. Die Kühe befanden sich im Durchschnitt am 65. Tage der Laktation. Zunächst wäre dann wieder darauf hinzuweisen, daß diese Milchmengenleistung beim Übergang vom Stall zur Weide nicht anstieg. Aber damit war bei der durchschnittlichen Tagesleistung in dieser Höhe auch kaum zu rechnen.

Unter diesen Kühen aber befanden sich einige, die in ihrer Wochendurchschnittsleistung bis an 30 kg Milch herankamen und deren Milchleistung auf der Weide keinen stärkeren Rückgang aufzuweisen hatte, obwohl der Übergang von der Stallhaltung zum ganztägigen Weidegang ohne weitere Vorbereitung von einem Tag zum andern erfolgte. So ist darin ein weiterer Beweis zu sehen, daß gut bestandene Weide ein sehr nährstoffreiches Futtermittel liefert, das die Kühe ohne Verabreichung eines zusätzlichen Futters zu einer sehr hohen Tagesleistung befähigt.

Tabelle 8. *Einfluß des Weidefutters auf Milchmenge und Fettgehalt der Milch*

Woche	Gruppe A (n = 9 Tiere) melassierte Haferspreu				Gruppe B (n = 9 Tiere) ohne Zufutter			
	Milch		Fett		Milch		Fett	
	kg	rel.	%	rel.	kg	rel.	%	rel.
Stall								
3	24,0		3,66		25,5		3,33	
2	24,1		3,55		25,0		3,43	
1	21,8		3,50		22,4		3,39	
Ø	23,3	100	3,57	100	24,3	100	3,38	100
Weide								
1.	22,6	97	3,61	101	23,0	95	3,59	106
2.	23,5	101	3,40	95	23,4	96	3,37	100
3.	22,5	97	3,34	94	22,0	91	3,32	98
4.	21,3	91	3,31	93	20,5	84	3,36	99
5.	20,4	88	3,34	94	20,4	84	3,32	98
6.	20,7	89	3,22	90	20,1	83	3,29	97
7.	20,0	86	3,23	90	19,3	79	3,20	95
8.	19,1	82	3,21	90	18,7	77	3,28	97
Ø	21 3	91	3,39	95	20,9	86	3,39	100

Während der 8 Weidewochen trat dann in der Milchmenge in beiden Gruppen ein ziemlich gleichmäßiger, allmählicher Rückgang ein. In der 8. Weidewoche belief sich die Durchschnittsleistung immer noch auf rd. 19 kg.

Bei der Gruppe, die zugefüttert wurde, lag die Durchschnittsleistung in den 8 Weidewochen gegenüber dem Durchschnitt der letzten drei Stallwochen um 2 kg oder 9% niedriger. Bei der Gruppe, die kein Zufutter erhielt, belief sich diese Differenz auf 3,4 kg, also auf 14%.

Der Unterschied im Rückgang bei der Milchmenge zwischen den beiden Gruppen belief sich demnach auf 1,4 kg mit Konfidenzgrenzen von – 0,5 bis + 3,3. Dieser Unterschied ließ sich also statistisch nicht sichern.

Der Fettgehalt der Milch war bei der Gruppe mit Zufutter im Durchschnitt der 8 Weidewochen um 0,18% niedriger als in den letzten 3 Stallwochen. Bei der Gruppe ohne Zufutter dagegen war er in den einzelnen Wochen im Gegensatz zu vielen anderen Beobachtungen nur sehr wenig auf der Weide zurückgegangen. Im Durchschnitt dieser 8 Weidewochen war der Fettgehalt sogar unverändert. Der Unterschied im Rückgang zwischen den beiden Gruppen belief sich nach der statistischen Auswertung auf 0,19% mit Konfidenzgrenzen von – 0,06 bis + 0,44. Auch bei diesem Versuch ließ sich keineswegs ein günstiger Einfluß des rohfaserreichen Beifutters auf den Fettgehalt der Milch nachweisen.

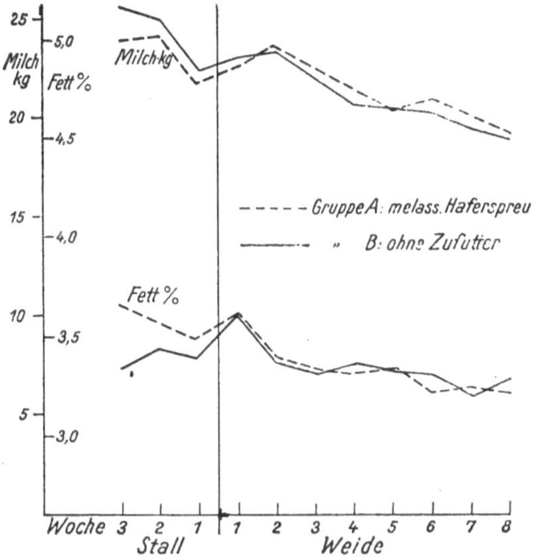

Abb. 3. Einfluß des Weidebeifutters auf Milchmenge und Fettgehalt der Milch

Da das Beifutter zu 30% aus Melasse bestand, die Kühe im Durchschnitt aber 1,8 kg Beifutter verzehrten, nahmen sie damit (300 × 18 =) 540 g Melasse auf. Ob der etwas stärkere Rückgang im Fettgehalt mit diesem Melasseverzehr zusammenhängt, läßt sich schwer entscheiden. Jedenfalls wäre dabei zu beachten, daß sich bei dieser durchschnittlichen Tagesaufnahme von 540 g Melasse der Unterschied im Rückgang im Vergleich zu der Gruppe ohne Zufutter auf 0,19% belief, während dieser bei dem anderen Versuch, bei dem die Tiere im Tagesdurchschnitt nur 267 g Melasse aufnahmen, 0,32% betrug.

3. Zusammenfassung

Im Sommer 1956 führte das Max-Planck-Institut für Tierzucht und Tierernährung 3 weitere Beifütterungsversuche an Milchvieh während der ersten Weidemonate durch. Darin sollte in erster Linie überprüft werden, ob mit Hilfe bestimmter Beifuttermittel das durchweg in den ersten Weidemonaten zu beobachtende Absinken des Fettgehaltes der Milch verhindert werden kann. Die Kühe standen während der ganzen Dauer der Versuche in täglicher Milchkontrolle. Das Beifutter wurde ihnen individuell zugeteilt.

Im 1. Versuch war zu untersuchen, ob Zuckerschnitzel im Vergleich zu Trockenschnitzeln einen günstigeren Einfluß auf den Fettgehalt ausübten. Im Tagesdurchschnitt der 8 Wochen umfassenden Versuchsperiode verzehrten die Kühe 2,53 kg Trockenschnitzel oder 2,47 kg Zuckerschnitzel.

In den beiden anderen Versuchen war zu prüfen, ob man auf einer Weide mit jungem, rohfaserarmen Grasbestand mit Hilfe eines besonderen rohfaserreichen Beifutters einen günstigen Einfluß auf den Fettgehalt der Milch erzielen kann. Dabei wurde in dem einen Versuch ein im Handel erhältliches Beifuttermittel mit dem hohen Rohfasergehalt von 20,6% verwendet. Die Tiere nahmen davon im Tagesdurchschnitt 2,67 kg mit 555 g Rohfaser auf. Das andere rohfaserreiche Beifutter wurde für diesen Versuch angefertigt und es bestand aus 70% Haferspreu und 30% Melasse. Die Kühe verzehrten davon im Tagesdurchschnitt 1,8 kg mit 540 g Rohfaser.

Der Einfluß dieser verschiedenen Beifuttermittel auf den Fettgehalt der Milch ist mit den Relativzahlen noch einmal in der folgenden *Tabelle 9* angeführt:

Tabelle 9. *Einfluß verschiedener Beifuttermittel auf den Fettgehalt der Milch (Relativzahlen)*

	1. Versuch			2. Versuch		3. Versuch	
Zahl der Tiere	8	8	7	7	7	9	9
Woche	mit Trocken-schnitzel	mit Zucker-schnitzel	ohne	mit Fertigbeifutter	ohne	mit Haferspreu-Melasse	ohne
Stall	100	100	100	100	100	100	100
1. Weidewoche	106	101	97	108	106	101	106
2. "	92	96	91	98	101	95	100
3. "	90	89	85	85	95	94	98
4. "	89	92	97	81	86	93	99
5. "	90	94	91	81	91	94	98
6. "	87	89	84	80	91	90	97
7. "	91	94	95	82	90	90	95
8. "	92	89	88			90	97
∅	92	93	89	85	93	95	100

Zuckerschnitzel waren in ihrem Einfluß auf den Fettgehalt der Milch den Trockenschnitzeln also durchaus nicht überlegen.

Bei dem fertigen Weidebeifutter mit dem hohen Rohfasergehalt von 20,6% machte sich mehr ein ungünstiger als ein steigernder Einfluß auf den Fettgehalt der Milch bemerkbar.

Aber auch mit dem anderen Weidebeifutter, das einen Rohfasergehalt von 17% aufzuweisen hatte, gelang es nicht, das Absinken des Fettgehaltes der Milch zu verhindern.

Mit dem ersten Weidebeifutter nahmen die Tiere im Tagesdurchschnitt 267 g, mit dem zweiten 540 g Melasse auf. Wenn Melasse in Kombination mit jungem Weidefutter den Fettgehalt der Milch ungünstig beeinflussen sollte, hätte dieser höhere Verzehr an Melasse einen stärkeren Rückgang im Fettgehalt zur Folge haben müssen. Das war nicht der Fall. Infolgedessen ist es zweckmäßig, die Kombinationswirkung von Melasse und Rohfaser während des Weideganges noch in weiteren Versuchen zu überprüfen.

In diesem Zusammenhang aber bedarf es des Hinweises, daß die Kühe in den Versuchswirtschaften des Institutes auf Portions- oder Umtriebsweiden gehalten werden und daß diese Tiere in der 3./4. Weidewoche am Ende des ersten Rundganges alljährlich in verhältnismäßig sehr hohes Gras mit einem entsprechend hohen Rohfasergehalt hinein kommen. Aber auch in dieser Zeit steigt der Fettgehalt nicht etwa an, sondern er geht im allgemeinen gleichmäßig weiter zurück bis zur 8./10. Weidewoche. Auch daraus ergeben sich Bedenken, ob man dem Rohfasergehalt des Futters während des Weideganges einen so großen Einfluß auf den Fettgehalt der Milch beimessen soll.

Die Milchmenge wurde im Gegensatz zu früheren Versuchen durch das Beifutter nicht signifikant gesteigert. Jedenfalls wurden die Kosten für diese Beifuttermittel in keinem Falle durch eine entsprechende Erhöhung der Einnahmen an Milchgeld abgegolten. Demnach wäre wieder aus diesen Versuchen abzuleiten, daß man in Betrieben mit hohem Grünlandanteil auf gut bestandenen Weiden das Weidebeifutter sparen kann. Andererseits aber ist es immer wieder richtig, vor allem in Betrieben mit geringem Grünlandanteil, durch eine Beifütterung, die man am billigsten mit Hilfe von wirtschaftseigenen Grundfuttermitteln durchführt, einen zu kurzen Verbiß der Weide zu verhindern und dadurch zu erreichen, daß jede Weide möglichst nur bei vollem Grasbestand bei einem Aufwuchs von 20–25 cm genutzt wird, weil man nur dann ihre volle Produktionskraft auszunutzen vermag.

Literatur

[1] CARL, G.: Der Einfluß der Zufütterung auf intensiv bewirtschafteten Weiden in Bezug auf Milchmenge und Milchfettgehalt bei Kühen. — Neuere Erkenntnisse und Erfahrungen in der Grünlandwirtschaft, dem Futterbau und der Futterkonservierung S. 127 (1955).

[2] COMBERG, G.: Trockenschnitzel als Zufutter auf der Weide. — Tierzucht 6, 1—5 (1952).

[3] CORBETT, J. L.: Some aspects of the Nutrition of Grazing Dairy Cows Europ. Assoc. Animal Production, Reading 1955 (5. Study Meeting).

[4] FRENS, A. M.: Physiologische Erwägungen zur Ernährung der Rinder auf der Weide. Europ. Vereinigung für Tierzucht, 5. Stud. Tagung Reading (1955).

[5] HOLMES, W. M. u. MAC LUSKY, J. S.: The effect of pasture management methods and supplementary feed on the production and the feed consumption of dairy cows. — Europ. Assoc. Animal Production, Reading 1955 (5. Study Meeting).

[6]) KIRSCH, W. u. W. SPLITTGERBER: Das Problem der vollwertigen Ernährung beim Weidegang der Milchkühe. — Futter und Fütterung 12 (1951).

[7] ORTH, A. und KAUFMANN, W.: Probleme der Milchfettsynthese beim Wiederkäuer. Kieler Milchwirtschaftl. Forschungsberichte 8, 431, 1956.

[8] WITT, M.: Versuche über die Zufütterung von Trockenschnitzeln auf der Weide. — Archiv für Tierernährung, 2, 240, 1952.

[9] WITT, M.: Versuche über das Verhalten des Fettgehaltes der Milch bei Weidegang. V. Stud. Tagung Reading (1955) der Europ. Vereinigung für Tierzucht.

[10] WITT, M.: Neuere Erkenntnisse und Erfahrungen in der Grünlandwirtschaft, dem Futterbau und der Futterkonservierung. ERP-Bericht Land Niedersachsen-Hannover 1955.

[11] WITT, M.: Über den Einfluß verschiedener Beifuttermittel auf den Fettgehalt der Milch bei Weidegang. — Archiv f. Tierernährung 6, 61, 1951.

[12] WITT, M.: Ergebnisse einer 365-tägigen Futter- und Leistungskontrolle an 10 schwarzbunten Hochleistungskühen. — Jahrbuch der Max-Planck-Gesellschaft 1953.

Eingegangen am 15. 4. 1957

Aus dem Institut für Tierernährungslehre der Humboldt-Universität Berlin
(Direktor: Prof. Dr. A. HOCK)

HANS BERGNER

Der Einfluß der Beifütterung von Jod auf Legeleistung, Jodstoffwechsel und Jodgehalt der Eier bei Hühnern

Inhaltsübersicht

A. Einleitung und Problemstellung

In den letzten Jahrzehnten ist das Spurenelement Jod Gegenstand zahlreicher tierphysiologischer Untersuchungen gewesen. Besonders auf dem Gebiet der Geflügelhaltung bot sich ein reichhaltiges Betätigungsfeld; denn das Huhn hat von allen Haustieren den relativ höchsten Jodgehalt (KRIZENECKY [31]) in der Schilddrüse, und man erwartete deshalb einen besonders deutlichen Einfluß von zusätzlichen Jodgaben. Im Rahmen der Bestrebungen, tierische Produkte mit Jod anzureichern, war das Huhn ein außerordentlich günstiges Objekt: denn mit 100%iger Sicherheit erbrachte jede Jodverabfolgung eine Jodanreicherung in den Eiern. Nachdem man das Schilddrüsenhormon als ein Stimulans der federbildenden Prozesse identifiziert hatte, erwartete man auch einen Einfluß des Jods auf den Mauserungsverlauf der Hühner. Jedoch waren die Versuchsresultate sehr widerspruchsvoll.

Aus neueren Arbeiten von HAUSBOROUGH und KHAN [18], STOLL und BLANQUET [62] sowie TRUNNEL und BAYER [70] geht hervor, daß die embryonale Kükenschilddrüse schon zwischen dem 10. und 13. Bebrütungstag mit ihrer Tätigkeit beginnt. So erhielten WHEELER und HOFFMANN [78, 79, 80] aus jodinjizierten Eiern Küken mit vergrößerten Schilddrüsen. Den gleichen Effekt erreichten sie durch Jodcasein oder Thyroxinfütterung der Legehennen. Nach ihrer Ansicht wird demnach nur das Jod in den Eiern abgelagert und kein thyroxinwirksames Schilddrüseneiweiß; denn wenn letzteres der Fall wäre, müßte sich die Kükenschilddrüse verkleinern, was durch Thyroxininjektionen in die Bruteier bewiesen werden kann. Ebenso vergrößert sich die Schilddrüse der Legehenne, wenn sie anorganisches Jod erhält, und verkleinert sich bei Thyroxinzufuhr. Es ist zu bedenken, daß eine anorganische Jodzufuhr die Schilddrüse zu einer höheren Thyroxinproduktion anregt, und die Schilddrüsenaktivierung dann das Schilddrüsengewebe vermehrt. Ebenso führt aber auch ein Jodmangel zu einer Aktivierung der Schilddrüse, ohne daß dieselbe in der Lage ist, genügend Thyroxin zu produzieren. Hierbei kommt es dann auch zu einer Vermehrung des Schilddrüsengewebes. Diese gegensätzlich bedingten Schilddrüsenvergrößerungen müssen unterschieden werden. Die Verabfolgung einer thyroxinaktiven Substanz dagegen macht die Schilddrüse bis zu einem gewissen Grade überflüssig, und infolge ihrer Stagnation verkleinert sie sich dann. Thyroxinverabfolgungen sind sogar in der Lage, die Schilddrüse für die Aufrechterhaltung des Lebens zu ersetzen.

Über den Einfluß des Jods auf den ausgewachsenen Organismus des Huhnes arbeitete schon BERTHOLD [3]. An 12 Hühnern verschiedener Rasse prüfte er die Verträglichkeit von hohen Jodgaben. Erst bei einer täglichen Dosis von 300 mg KJ beobachtete er einen negativen Einfluß auf die Legetätgkeit, indem das Eigewicht sich verringerte. Nach 400 mg KJ täglicher Gabe hörte nach 5 Tagen die Legetätigkeit auf, dagegen wurde bei einer Henne nach vier Wochen langer täglicher Verabfolgung von 500 mg KJ nur das Eigewicht negativ beeinflußt. Bei Mengen über 900 mg KJ pro Tier und Tag stellten in jedem Falle die Tiere ihre Legetätigkeit ein. Diese Ergebnisse zeigten eine individuell unterschiedliche Reaktion der Tiere auf Jodgaben, wobei es sich aber um verschiedenrassige und verschiedenalte Tiere handelte, die auch bei freier Futterwahl und freiem Auslauf gehalten wurden. Einen ähnlichen Versuch führte HUTT [23] mit Schilddrüsenzusätzen durch. Eine tägliche Schilddrüsengabe mit 4 mg Jod auf 1000 bis 2000 g Körpergewicht wirkte in 22 Tagen letal. Von einem physiologisch interessanten Versuch berichten TURNER und KEMPSTER [71, 72]. An Leghornhennen bis zu 7 Jahren fütterten sie fortlaufend eine schwach hyperthyreotisch wirkende Ration; die 14 überlebenden Versuchshennen brachten in ihrem 6. Legejahr noch durchschnittlich 118,5 Eier, wogegen die 8 Kontrolltiere ein höheres Körpergewicht hatten und im Durchschnitt nur 35,1 Eier legten. Im 7. Jahr verhielt sich die Versuchsgruppe zur Kontrollgruppe wie 67,7 zu 39,3. Die Autoren schlußfolgern, daß die Schilddrüsenproduktion mit zunehmendem Alter abnimmt, so daß Schilddrüsengaben dann günstig wirken. OLOUFA [45] gibt an, daß 10 g Thyreoprotein auf 100 lbs Futter die Eierproduktion und das Eigewicht verminderten. In einem anderen Versuch fütterte er nur 5 g Thyreoprotein und fand im Vergleich zur Kontrollgruppe eine Mehrleistung von 13%. Dabei hatte die Versuchsgruppe aber ein geringeres Körpergewicht. Dieses Ergebnis läßt sich mit dem vorhergehenden gut vergleichen und kann auch ähnlich gedeutet werden.

ZAWADOWSKI, LIPTSCHINA und RADSIWON [84] verabfolgten an Legehennen einmalige Schilddrüsengaben von 3 g pro Tier und beobachteten nach 2—4 Tagen eine Unterbrechung der Legetätigkeit von mehr als einem Jahr. Waren die Dosierungen kleiner, so traten die Unterbrechungen später auf und waren von kürzerer Dauer.

Den Einfluß einer Hyperthyreoidisierung auf die Gewichtsabnahme hat KRIZENECKY [32] an Tauben untersucht. Über jahreszeitlich bedingte Veränderungen der Schilddrüse beim Legegeflügel arbeitete PODHRADSKY [50] und fand im Sommer kolloidarme kleine Schilddrüsen, im Winter kolloidgefüllte Follikel und große Drüsen. Zu derselben Feststellung kam HAECKER [14] bei Rabenkrähen. Bei kurzfristigen Versuchen wird man dies berücksichtigen müssen, denn Schilddrüsengaben oder Jodverabfolgungen werden demnach im Sommer dienlicher sein als im Winter. Wird andererseits das physiologische Maß der Dosierung überschritten, so wirken diese Gaben im Sommer weniger schädlich als im Winter.

Dieser Gesichtspunkt wurde in den früheren Versuchen meist nicht berücksichtigt und war deshalb mit ein Hinweis für eine richtige Problemstellung hinsichtlich der Versuchsdauer in der vorliegenden eigenen Arbeit.

Eine rassenbedingt unterschiedliche Reaktion auf Jodgaben wurde von BÜRGI [6] angegeben. Er fand, daß schwere (Orpington) und mittelschwere Rassen (Rheinländer) nach Jodgaben eine höhere Leistung zeigten, dagegen eine Zwergrasse (Bantam) in ihrer Leistung hinter der Kontrollgruppe zurückblieb. Da diese Untersuchungen aus der jodarmen Schweiz stammen, so müßte man genaue Angaben über die Versuchstiere und die dortigen speziellen Jodverhältnisse haben, um die Ergebnisse vergleichen zu können. Denn FLÜCK [9] konnte in seinen Thyreoideamessungen in der Schweiz zeigen, daß die Schilddrüsen der Hühner in Kropfgebieten größer sind und mehr Follikelmasse aufweisen als solche aus Nichtkropfgebieten.

Den Einfluß von Jodcasein auf die Höhe der Legetätigkeit untersuchten HUTT und GOWE [24]. An einjährige Leghornhennen verabreichten sie ein Futter, daß in 100 lbs 10 g Jodcasein mit einem Thyroxingehalt von 2,31% enthielt. Die Tiere legten in den ersten 8 Wochen signifikant weniger als die Kontrolltiere; danach war kein Unterschied. Ebenfalls blieben Eigröße, spezifisches Gewicht der Eier und Körpergewicht unbeeinflußt. Hierbei konnte das Futter nach Belieben aufgenommen werden. Ob der Futterverzehr kontrolliert wurde, wird nicht angegeben. Nach ähnlich hoher Jodcaseinverabfolgung von 12—23 mg pro Tier und Tag erhielt SCHMIDT [59] in Polen ein besseres Wachstum und eine bessere Legeleistung, dies aber unter Voraussetzung einer besseren Futteraufnahme.

ARSCOTT, SWEET und COMBS [2] prüften den Einfluß von jodiertem Casein auf die Schlupffähigkeit der Eier derartig gefütterter Hennen. Sie kamen zu einem markant negativen Ergebnis und erklären dies dadurch, daß infolge der Jodcaseinfütterung die Versuchshennen sich eines noch nicht identifizierten, in gewissen Leberprodukten vorhandenen Wachstumsfaktors entledigen, welcher für die Kükenembryonen unentbehrlich ist. WILSON [81] fütterte 10 g Jodcasein je 100 lbs Futter und beobachtete eine Verringerung der Eigröße. Eine Abnahme der Eierproduktion bei hohen Umgebungstemperaturen konnte er durch Jodcaseingaben nicht vermeiden. Die Wirkung von Jod auf das Wachstum und die Legetätigkeit untersuchten FORBES, KARNS, BECHDEL, WILLIAMS, KEITH, CALLENBACH und MURPHY [10]. Während 32 Wochen fütterten sie auf 100 lbs Körpergewicht 50 mg Jod täglich in Form von jodiertem Leinsamenmehl. Nach der 12. Lebenswoche zeigten die jodgefütterten Junghennen eine bessere Gewichtszunahme. Die bis zum Alter von 32 Wochen kontrollierte Legetätigkeit war nicht unterschiedlich. Über die Höhe des Futterverzehrs wird nichts gesagt. KLEIN [28] gebrauchte in seinen Versuchen jodierten Lebertran und kam zu sehr günstigen Ergebnissen. Da es sich aber um praktische Fütterungsversuche ohne Angaben über die Futteraufnahme auf einer Geflügelfarm handelte, und nur im 5. Versuchsjahr eine Kontrollgruppe vorhanden war, kann diesen Untersuchungen keine Beweiskraft zugebilligt werden. Einen Zusatz von 1% Algenmehl zum Geflügelfutter empfehlen ROMIJN und LOKHORST [53]. Eine derartige Zugabe entsprach einem Jodgehalt von 7,86 mg J je kg Futter und hatte im Gegensatz zu einer 5 bis 10fach höheren Jodverabfolgung einen günstigen Effekt auf das Körpergewicht, dagegen war die Legeleistung bei der Kontrollgruppe am höchsten und bei der stärksten Jodgruppe am niedrigsten. Stoffwechselbestimmungen im Respirationsapparat ergaben bei den einzelnen Gruppen keine Unterschiede. Mit KJ-Gaben konnte WEHNER [75, 76] im Herbst und Winter 1932/33 trotz beliebiger Futteraufnahme kein günstigeres Leistungsergebnis erzielen. Zu gleichem Resultat kam SCHEUNERT [57, 58] und forderte deshalb schon 1931, der Jodfrage mit Zurückhaltung zu begegnen. Im ungarischen Jodmangelgebiet fand ZAITSCHEK [83] dagegen bei Hühnern einen positiven Jodeinfluß. Ein Jahr lang fütterte er in der Versuchsgruppe pro Huhn und Tag 3,12 mg Jod und erreichte damit einen Mehrertrag von 12% gegenüber der jodfreien Kontrollgruppe. Bei freier Futteraufnahme fraßen die Versuchstiere innerhalb des kontrollierten Futterverzehrs pro Tier und Jahr 474,5 g mehr. Außerdem konnten sie im Sommerhalbjahr aber noch unkontrollierte Mengen Grünfutter oder auch Würmer im Auslauf zu sich nehmen. Das Schlupfergebnis war in der Versuchsgruppe ebenfalls um ca. 15% besser. MALAN [42] gebrauchte in allen Gruppen ein fischmehlhaltiges Mischfutter. Eine zusätzliche Jodgabe erhöhte weder den Eierertrag noch die Schlupffähigkeit. In welcher Höhe das Mischfutter den Tieren verabreicht wurde, wird nicht angegeben. Die Verträglichkeit von Jodgaben, 10—310 mg pro Kopf und Tag, untersuchten ORR, CHRICHTON und MIDDLETON [46]. Während einer 90tägigen Versuchsperiode wurden diese ohne Schaden aufgenommen. ORR und LEITSCH [47, 48] fütterten eine fischmehlfreie Ration und beobachteten nach KJ-Zusätzen eine höhere Legeleistung im Vergleich zu den Kontrollgruppen. Da Getreide-Sojaschrot ohne Fischmehl oder jodhaltige Mineralmischung verabreicht wurde, kann man eine derartige Fütterung als jodarm bezeichnen; daraus erklären sich die positiven Ergebnisse. Die ähnlich guten Befunde von SCHARRER und SCHROPP [56] hinsichtlich der Legetätigkeit und des Brutergebnisses nach Jodgaben von 2 mg pro Tier und Tag dürften gleiche Ursachen haben. Die Tagesration von 50 g Mischfutter, 50 g Hafer und Gerste und 2 g kohlensaurem Kalk enthielt 36 γ Jod. Dagegen beträgt der allgemein anerkannte Mindestjodbedarf pro Huhn 50 γ Jod. Unter solchen Bedingungen konnte die Jodzugabe eine positive Wirkung erreichen. Von praktischen Geflügelhaltern ist die Jodfütterung vielfach gutgeheißen worden. So berichtete MÜLLER [44] von höherem Eierertrag und besseren Schlupfprozenten, HOOF [22] von geringerer Anfälligkeit in der Kälte, FRIGGE [28] von erhöhter Legetätigkeit und rascherer Mauser. MOHR [43] beobachtete bei Hühnern und Enten eine gesteigerte Freßlust und höhere Legeleistung. Zu diesen Berichten ist zu sagen, daß entweder die normale Fütterung jodarm war, oder die höhere Leistung durch größere Futteraufnahme bedingt war. Auf Grund einer richtigen Einschätzung der Sachlage schrieb MANGOLD [39] schon im Jahre 1932, daß dort, wo keine Anzeichen für Jodmangel vorhanden sind, eher vor einer besonderen Jodzufuhr zu warnen ist.

Die Aufgabe dieser Arbeit sollte nun sein, an Hühnern den Einfluß von Jodgaben, die über eine normale Jodversorgung hinausgehen, zu untersuchen. Auf Anraten von Herrn Prof. E. MANGOLD, die Futtergaben je Versuchsgruppe genau gleichzuhalten, war es möglich, zu einer klaren Problemstellung zu gelangen. Von allen Versuchsbedingungen wurde nur ein einziger Faktor variiert, nämlich die Jodgabe. Diese sollte den höchstmöglichen Genauigkeitsgrad haben, und demzufolge waren die Jodgaben in Form eines haltbaren Präparates jedem Versuchstier täglich oral zu verabfolgen. Von der Verfütterung einer jodierten Salzmischung wurde von vornherein abgesehen, da schon FELLENBERG [7] zeigen konnte, daß KJ-versetzte Salze in kurzer Frist einen Lagerungsverlust erleiden. Bezüglich der Umweltverhältnisse durfte den Tieren kein freier Auslauf zur Verfügung stehen, um ihnen keine zusätzliche und damit unterschiedliche Futteraufnahme zu ermöglichen. Andererseits sollte die Versuchsanstellung auch den Verhältnissen der Praxis gerecht werden. Deshalb schienen zementierte Ausläufe geeignet zu sein. Infolge deren räumlicher Begrenztheit konnte jedoch nur eine geringe Tierzahl in die Versuchsgruppen eingestellt werden. Eine Wiederholung des Versuches sollte hier einen Ausgleich schaffen. Um auch die Futtermittel den Verhältnissen der Praxis anzupassen, sollte eine möglichst unkomplizierte Futterzusammensetzung gefüttert werden. Das Verdauungsvermögen von jodgefütterten Hühnern haben frühere Versuchsansteller nicht untersucht. Diese Frage sollte hier ebenfalls berücksichtigt werden. Von weiterem Interesse war die Untersuchung der Jodausscheidung in den Exkrementen und Eiern. Fernerhin waren nach langfristigen Jodfütterungsversuchen die Gewichte der Schilddrüsen und der Eierstöcke, sowie ihre Jodgehalte festzustellen. Hierbei sollten die Organe einmal nach einer 6-wöchigen, jodfreien Nachperiode, das andere Mal sofort nach beendeter Jodfütterung untersucht werden. Während der Sektion der Versuchstiere sollten eventuell vorhandene Organveränderungen von Leber, Milz, Niere und Eileiter festgestellt und zum Teil auch histologisch untersucht werden.

In der Frage des höchstmöglichen Jodgehaltes der Eier geben die vorhandenen Literaturarbeiten eine weitbegrenzte Auskunft. So fanden JASCHIK und KIESELBACH [25] in einem Jodei 15,6 γ J im Eiweiß und 152,8 γ im Eigelb. Pro Huhn wurden dabei täglich 1,5 mg Jod gefüttert. In einem Normalei aus Ungarn fanden sie 1,4 γ J. BLEYER [4] analysierte Normaleier des Münchener Marktes und stellte 5,9 bis 20,2 γ J pro 50 g Ei fest. STRAUB [126] berichtet, ohne die Höhe der Jodgaben anzugeben, von Jodwerten bis zu 2500 γ pro Jodei; davon waren im Eiweiß ca. $^1/_5$ enthalten. In ungarischen Normaleiern fand er 4,5—6,8 γ J pro Ei. Einen entsprechenden Wert von 5,5 gaben SUMITA, KAWABATA und JUJIOKA [68] für Normaleier in Japan an. Nach Seetangfütterung analysierten sie 1973 γ J pro Ei, $^1/_6$ davon enthielt das Eiweiß. Zu einer enormen Jodmenge von 9448 γ Jod pro Ei gelangen VEZZANI, DEVALLE, MEYNIER und SIMONETTI-GUIZZA [73]. Sie fütterten joddurchsetzte Milch mit Lebertranzugabe. Sie geben dabei an, daß der Jodgehalt stets sehr schwankend war. ROCHE und DESCRUISSEAUX [51] verabreichten an zwei Hennen täglich je 50 bzw. 100 mg KJ und fanden schwankende Werte bis zu 2000 γ je 50 g Eimasse. SCHMIDT-WEWERS [60] fütterte 25 g KJ je 50 kg Futter und fand trotz der hohen Jodgabe nur 500 γ Jod pro Ei. ROMIJN und VELTHUIZEN [54] verabreichten pro Tier und Tag 3,2 bis 6,3 mg KJ, und die Eier enthielten 688 bis 1128 γ Jod je 60 g. Ihre Kontrollgruppe hatte eine tägliche Jodaufnahme von 100—148 γ pro Tier und schied 10,3 bis 74 γ J pro Ei aus. Diesen Angaben widersprechend berichtet STUTE [67] von einem sehr hohen Jodgehalt in Normaleiern, nämlich 2135 γ J pro 50 g Eisubstanz.

In der vorliegenden Arbeit sollte nun festgestellt werden, ob der Jodgehalt der Eier auch bei gleichmäßiger Jodverabfolgung Schwankungen unterworfen ist. Fernerhin, ob die Höhe der Jodausscheidung in den Eiern individuell bedingt ist, und ob die Jahreszeit einen Einfluß ausübt. Dann sollte mit Jodgaben bis zu 300 mg pro Tier und Tag die höchstmögliche Jodanreicherung in den Eiern geprüft werden. Die Untersuchung dieses Fragenkomplexes schien angesichts der unterschiedlichen Meinungen der Ärzte über den Wert von Jodeiern zur Heilbehandlung des Kropfes angebracht zu sein. Eine Reihe von Veröffentlichungen über ausgezeichnete Heilerfolge mit Jodeiern stammt von ZICKGRAF [85, 86, 87, 88, 89]. Er war der Annahme, daß mit pflanzlichem Jod gefütterte Hennen das Jod in organischer Form im Ei ablagern. Dies trifft jedoch nach den neuesten Untersuchungen von ROMIJN und VELTHUIZEN [54] nicht zu. Von einer sehr guten Heilwirkung der Jodeier berichteten auch LUSZTIG und STRAUB [38], ROSENBERGER [55] und SEUFFERHELD [61]. Einen skeptischen Standpunkt dagegen vertrat STRAHLENAU [65], und eine kontrollierte Jodverabfolgung durch Pillendarreichung forderte FREUND [12]. Die vielfach beobachtete bessere Heilwirkung von Jodeiern im Vergleich zu chemischen Jodpräparaten beruhte wohl auf dem natürlichen Vitamin A-Reichtum der Hühnereier in Verbindung mit dem erhöhten Jodgehalt. Die neuen Arbeiten von HAUBOLD [15, 16, 17] über die Ursachen der Kropfentstehung haben die Bedeutung des Vitamin A für die Kropfätiologie klar bewiesen. Genau so bleibt aber die Bedeutung der Jodkomponente zweifellos bestehen. Dabei ist die Notwendigkeit einer exakten Dosierung unerläßlich. In der Zeit der Hochkonjunktur der Jodfütterung im Jahre 1930 schrieben MANGOLD und LINTZEL [40]: „Die Fütterung großer Jodmengen an Nutztiere muß vielmehr als eine öffentliche Gefahr bezeichnet werden, da niemand feststellen kann, wieviel Jod ihm mit den landwirtschaftlichen Erzeugnissen in aller Stille einverleibt wird.“ In dieser Blickrichtung sollen auch heute nach 25 Jahren die Jodgehaltsuntersuchungen dieser Arbeit aufgefaßt werden.

B. Methodik

I. Langfristige Versuche

1. *Versuchsdauer und Versuchstiere*

Es wurden 2 langfristige Versuche durchgeführt, die im Folgenden als 1. und 2. Dauerversuch bezeichnet werden sollen. Der 1. Dauerversuch erstreckte sich über 300 Tage vom 1. 10. 1954 bis zum 4. 8. 1955, der zweite vom 16. 9. 1955 bis zum 15. 5. 1956 über 244 Tage. Alle verwendeten Tiere entstammten den Zuchten des Institutes für Kleintierzucht der Humboldt-Universität. Im 1. Dauerversuch wurden 3 Gruppen zu je 4 Weißen Leghornhennen, 1 Sussexhenne und 1 Leghornhahn eingeteilt. Die Sussexhennen wurden in den Versuch miteingesetzt, um eventuelle Andeutungen rasseneigentümlicher Unterschiede mitzutesten. Infolge der Absicht, einen Brutversuch durchzuführen, wurden die Hähne den Gruppen beigegeben. Alle Tiere waren zum Versuchsbeginn 5 Monate alt. Dem 2. Dauerversuch dienten 4 Gruppen zu je 8 Weißen Leghornhennen; sie hatten zur Zeit des Versuchsbeginns ein Alter von $4^1/_2$ Monaten. In beiden Versuchen wurden die Tiere ihren Gewichten entsprechend auf die einzelnen Gruppen gleichmäßig verteilt.

2. *Haltung und Fütterung*

In beiden Dauerversuchen stand jeder Gruppe in dem von MANGOLD angegebenen Universal-Kleintierstall des Institutes ein allseitig abgegrenzter Stallraum von 2 qm und ein zementierter Auslauf von 4 qm zur Verfügung. Als Stalleinstreu wurde Sägemehl verwendet. Die Abteile wurden halbwöchentlich gereinigt und wöchentlich ausgescheuert und desinfiziert. Die Fütterung der Tiere gestaltete sich so, daß morgens um 8 Uhr eine Körnergabe und nachmittags um 14 Uhr ein Weichfutter verabreicht wurde. Die Tiere einer Gruppe nahmen stets ihr Futter gemeinsam auf. Das Grundprinzip der Fütterung war eine gruppengleiche Futterzuteilung. Die Höhe der Futtergaben hatte sich stets nach der Gruppe mit der geringsten Futteraufnahme zu richten. Es wurde darauf geachtet, daß die zugeteilte Ration restlos verzehrt wurde. Die Höhe der Ration mußte oft geändert werden, da die Futteraufnahme schwankend war. Die gebrauchten Futtermittel und ihre Nährstoffzusammensetzung nach Untersuchungen unseres Institutes zeigt Tabelle 1.

Tabelle 1. *Nährstoffgehalt der Futtermittel in % der lufttrockenen Substanz*

	Wasser	Org. S.	Roh-protein	Rohfett	Nfr. E.	Rohfas.	Roh-asche
Hafer	12,58	84,84	10,68	3,90	59,04	11,22	2,58
Gerste (1. Dauervers.) . . .	11,62	85,62	11,59	1,67	66,96	5,40	2,76
Gerste (2. Dauervers.) . . .	8,60	88,94	11,65	2,26	69,18	5,85	2,55
Kartoffeln (1. Dauervers.) .	76,30	22,60	2,04	0,12	19,69	0,75	1,10
Kartoffeln (2. Dauervers.) .	73,79	24,65	3,49	0,11	19,90	1,15	1,56
Dorschmehl (1. u. 2. D.) . .	7,88	70,82	67,13	2,45	0,63	0,61	21,30

Als Trinkwasser stand den Tieren Leitungswasser ad libitum zur Verfügung. Zur Kalkversorgung wurde im 1. Dauerversuch je nach Legetätigkeit kohlensaurer Kalk in ausreichender Menge verabreicht. Im 2. Dauerversuch wurden kontinuierlich 5 g Muschelkalk pro Tier und Tag dem Weichfutter beigegeben. Als Vitaminergänzung diente im 1. Dauerversuch reines Vitamin A in der Höhe von 40 I. E. pro Tier und Tag. Im 2. Dauerversuch wurde, um die Fütterung möglichst praxisgerecht zu gestalten, eine Lebertranemulsion des Handels gebraucht. Dieses Präparat „Mykulsion" enthielt 40% reinen Lebertran, 2 g davon wurden täglich pro Tier verwendet. Die Vitaminzugaben wurden stets dem Weichfutter hinzugefügt. Die notwendigen B-Vitamine waren im verabreichten Dorschmehl enthalten. Der für die Zerkleinerungsarbeit des Muskelmagens unerläßliche Flintgrit wurde den Tieren in ausreichender Menge zur beliebigen Aufnahme in den Auslauf gestreut.

3. *Die Jodgaben*

Der notwendige Mindestjodgehalt der Futterration wurde durch die Dorschmehlfütterung gewährleistet. 1 g Dorschmehl enthielt nach eigenen Untersuchungen 6,33 γ Jod, so daß bei einer täglichen Mindestgabe von 10 g Dorschmehl 63,3 γJod verabfolgt wurden. Der unbedeutende Jodgehalt des Getreides und der Kartoffeln konnte unberücksichtigt bleiben. Der im 2. Dauerversuch verwendete Muschelkalk enthielt pro Gramm 0,7 γ Jod und die Lebertranemulsion pro Gramm 1,3 γ Jod. Damit stieg die tägliche Jodeinnahme pro Henne noch um 6,1 γ und erhöhte die Garantie einer ausreichenden Jodaufnahme. Die Versuchstiere erhielten in beiden Dauerversuchen ihre Jodgaben in Form von Guttajod-Dragees. Diese Dragees werden vom Pharmazeutischen Werk in Berlin-Johannisthal hergestellt. Sie haben die Größe einer halben Erbse, sind abgeplattet und von silberglänzender Aluminiumfolie überzogen. Infolge ihres Silberglanzes und ihrer gefälligen Form wurden sie sehr gern aufgenommen. Der Jodgehalt der Dragees betrug nach eigenen Untersuchungen durchschnittlich 750 γ pro Dragee. Die Schwankungsbreite des Jodgehaltes lag zwischen 680 und 820 γ. Diese Werte wurden vom Staatlichen Institut für Arzneimittelprüfung zu Berlin bestätigt. Die Gesamtjodmenge eines Dragees war zu gleichen Teilen als elementares Jod und als Kaliumjodid enthalten. In beiden Dauerversuchen diente Gruppe I als Kontrollgruppe, Gruppe II erhielt stets 3000 γ Jod (4 Dragees), Gruppe III 1500 γ Jod (2 Dragees) und Gruppe IV im 2. Dauerversuch 750 γ Jod (1 Dragee). Die Jodbehandlung erstreckte sich im 1. Versuch vom 4. 10. 1954 bis zum 24. 6. 1955 und im zweiten vom 1. 10. 1955 bis zum 14. 5. 1956. Die orale Applikation der Jodpillen erfolgte stets morgens vor der Körnerverabreichung, und zwar wurden die Dragees manuell verabfolgt. Im 2. Dauerversuch konnte diese zeitraubende Arbeit vermieden werden. Es wurden achtfach unterteilte Futterkästen gebaut, so daß jede Henne ein eigenes Abteil hatte. Die Maße eines Abteils waren der Größe einer Leghornhenne angepaßt und betrugen 25 × 15 × 25 cm. Wie Abbildung 1 zeigt, schlossen sich der Vorderfront seitwärts abgegrenzte Futtertische an. Durch einen 7,5 cm hohen Spalt konnte jedes Tier recht bequem zu seinem Futter gelangen (Abb. 2). Nachdem die Versuchshennen in den ersten beiden jodfreien Wochen ihr gesamtes Futter aus den Fütterungskästen gefressen hatten, wurden sie in den ersten acht Tagen der Jodfütterung durch sorgfältige individuelle Behandlung an die Pillenaufnahme gewöhnt. Danach wurde jeden Morgen der Futtertisch jedes Abteils mit einer Handvoll Körner, die man der abgewogenen Futterration entnahm, versehen, und die für die betreffende Henne vorgesehenen Dragees wurden dazugegeben. Daraufhin stellte man die Fütterungskästen in die Ställe, jede Henne suchte sich ein freies Abteil und fraß stets die glänzenden Joddragees zuerst. Nachdem die wenigen Körner ebenfalls restlos verzehrt waren, konnte der Fütterungskasten wieder herausgenommen werden. Diese Methode der Pillenverabfolgung bewährte sich außerordentlich gut. Infolge der Schwankungen des Jodgehaltes in den Guttajoddragees erhielt Gruppe II im 2. Dauerversuch vom 6. 4. bis 8. 5. 1956 Jodpillen, die vom Pharmazeutischen Institut der Humboldt-Universität extra angefertigt worden waren. Da diese Pillen keinen Überzug hatten und von weicher Konsistenz waren, wurden sie individuell oral verabfolgt. Jede Pille enthielt die Tagesdosis von 3 mg Gesamtjod, wobei das Verhältnis von elementarem Jod an KJ ebenfalls 1 : 1 war. Da die Pillen, nach den Angaben des zuverlässigen Herstellers, keine Schwankungen aufwiesen, sollte festgestellt werden, ob ein Unterschied im Jodgehalt der Eier bei der verschiedenen Pillenverabfolgung auftritt.

4. *Die Verdaulichkeitsbestimmung*

a) *Tiere, Haltung und Fütterung*

Zur Prüfung des Verdauungsvermögens unter dem Einfluß der verschiedenen Jodgaben wurden während des 1. Dauerversuches jeder Gruppe 2 Leghornhennen entnommen und für die Zeit vom 14. 2. bis 2. 3. in die von MANGOLD angegebenen Stoffwechselkäfige mit ausziehbaren Zinkblechböden gesetzt. Infolge der versuchsmäßigen Haltung waren die Tiere so zahm, daß sie in den Stoffwechsel-

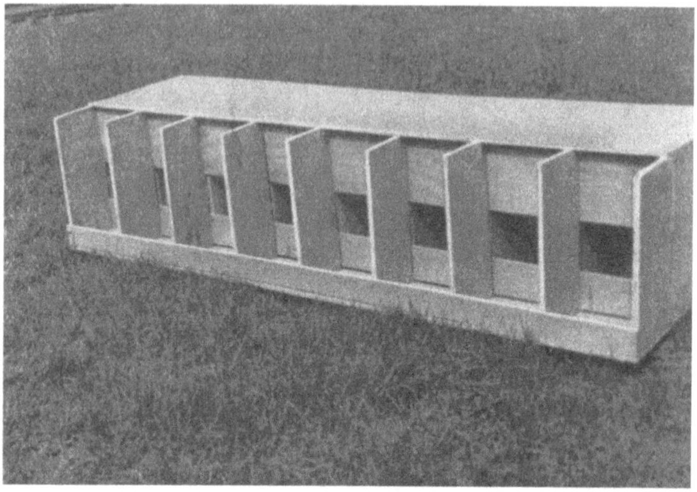

Abb. 1. Fütterungskasten für Einzeltierfütterung

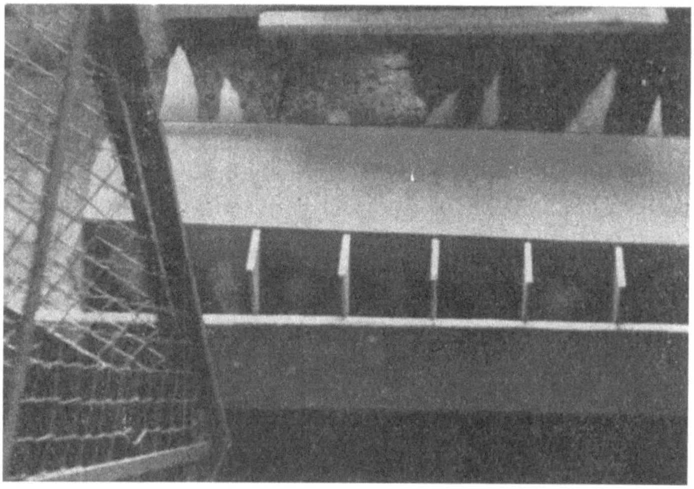

Abb. 2. Fütterung im Versuchsstall

käfigen keine Eingewöhnungszeit brauchten. Die Versuchshennen erhielten ihre bisherigen Jodgaben ununterbrochen weiter, nur die Futterration wurde für alle Tiere gleichmäßig geändert. Nach den von MANGOLD [41] vorgeschlagenen Richtlinien wurde die Versuchszeit in eine 5-tägige Vorfütterungsperiode und eine 10-tägige Hauptfütterungsperiode festgesetzt. Während der ganzen Versuchszeit wurden pro Tier und Tag 70 g Hafer gefüttert. Der Nährstoffgehalt des Hafers ist aus Tabelle 1 zu ersehen.

b) *Chemische Analysen*

Während der Hauptfütterungsperiode wurden die Exkremente gesammelt und im Vakuumtrockenschrank bei 60 Grad C getrocknet, anschließend im lufttrockenen Zustand mit der Kreuzschlagmühle auf 1 mm Feinheit gemahlen.

Die Kot-Harnsäure-Trennung wurde nach STOTZ [63, 64] durchgeführt, und die Bestimmung der Nährstoffraktionen erfolgte nach dem Weender Analysenverfahren. An Hand der ermittelten Analysenwerte der Nährstoffeinnahmen und -ausscheidungen wurden die Verdauungskoeffizienten errechnet.

5. *Die Gewinnung der Versuchsergebnisse im Versuchsstall*

a) *Legekontrolle und Körpergewichte*

Zur Kontrolle der Legeleistung waren in jeder Gruppe 2 Fallennester angebracht. Die gesammelten Eier wurden auf $^1/_{10}$ g genau gewogen und registriert. Die Körpergewichte wurden an jedem Einzeltier in 8-tägigen Abständen festgestellt.

b) *Brutversuch*

Zur Feststellung des Jodeinflusses auf die Fruchtbarkeit und Schlupffähigkeit wurden im 1. Dauerversuch während einer 10-tägigen Periode vom 9. 4.–19. 4. 1955 die täglich anfallenden Eier gesondert gesammelt. Die Brut selbst wurde vom Institut für Kleintierzucht der Humboldt-Universität durchgeführt. Die Eier wurden am 19. 4. in den Brutapparat gelegt, so daß die Küken am 10. 5. schlüpften.

II. Jodbestimmung

Die Jodanalysen wurden nach dem von LEIPERT [34, 35] ausgearbeitetem und von ZACHERL und STÖCKEL [82] verbesserten Verfahren durchgeführt. Alle verwendeten Reagenzien hatten den Reinheitsgrad „pro analysi", und die Blindwerte lieferten stets einwandfreie 0-Werte. Jede Analyse wurde als Doppelbestimmung ausgeführt, welche eine Übereinstimmung von ± 5% aufweisen mußte, andernfalls wurde sie wiederholt. Im Falle der Schilddrüsenuntersuchungen, bei denen es sich um zu geringe Substanzmengen handelte, wurden nur Einzelbestimmungen durchgeführt. Die Vorbereitung des Analysenmaterials erfolgte entweder durch Trocknung im Vakuumtrockenschrank oder durch gründliche Homogenisierung, wie sie im Falle der Eier- und Organanalysen ausschließlich durchgeführt wurde.

III. Jodbilanzversuche

In den Jodbilanzversuchen wurden die oralen Jodeinnahmen den in den Exkrementen wiedergefundenen Jodmengen gegenübergestellt. So wurde während des Verdaulichkeitsversuches (s. S. 291) der Jodgehalt der Exkremente mitbestimmt und in % der Jodeinnahmen berechnet. Weiterhin wurde mit zwei einjährigen Sussexhennen vom 3. 5. bis 28. 5. 1955 ein Jodbilanzversuch während der Legetätigkeit durchgeführt. Die Tiere wurden ebenfalls in den von MANGOLD angegebenen Stoffwechselkäfigen gehalten. In der Zeit vom 3. 5. bis 15. 5. konnten sie sich an ihre neue Umgebung gewöhnen und legten auch regelmäßig. Ihre Futterration betrug pro Tier und Tag 70 g Gerste, 80 g Kartoffeln und 15 g Dorschmehl. In allen Jodbilanzversuchen stand den Tieren aqua dest. als Trinkwasser ad libitum zur Verfügung. Vom 16. 5. bis 28. 5. erhielten sie pro Tier und Tag 1815 γ Jod in Form von Joddragees und Dorschmehl. Der Kot wurde während einer 5-tägigen Periode vom 23. 5. bis 28. 5. gesammelt, im Vakuumtrockenschrank getrocknet und auf Jod analysiert. Ebenso wurde der Jodgehalt der in dieser 5-tägigen Periode gelegten Eier festgestellt. Ein Vergleich der 5-tägigen Jodeinnahmen mit den ermittelten Werten der Jodausscheidung ergab dann die Jodbilanz. Der dritten Jodbilanzuntersuchung dienten 4 Leghornhennen und 2 rebhuhnfarbige Italiener-Hennen im Alter von 6 Monaten. Die Tiere kamen am 1. 11. 1955 in die Stoffwechselkäfige und erhielten eine Eingewöhnungszeit von 34 Tagen. Vom 5. 12. bis 15. 12. wurden jedem Tier täglich 10 ccm einer schwachen Jodlösung mit der Pipette oral verabfolgt. Die Jodlösung war 1%ig alkoholisch, und 10 ccm davon enthielten 983 γ elementares Jod. Die täglichen Jodeinnahmen erhöhten sich durch die Dorschmehlfütterung um 60 γ pro Tier. Die 24-stündige Jodausscheidung wurde durch tägliche Exkrementanalysen bestimmt. Hierzu wurde das gesammelte Kot-Harn-Gemisch eines jeden Tieres in destilliertem Wasser aufgeschwemmt, und hiervon 2 Proben zu 10 g dienten der Jodanalyse. Da die Tiere nach der Beendigung des Versuches sofort getötet wurden, konnte auch die Jodmenge des Darminhaltes festgestellt werden.

Die während der Versuchsperiode gelegten Eier wurden ebenfalls hinsichtlich ihres Jodgehaltes untersucht.

IV. Versuch zur maximalen Jodanreicherung der Eier

Sechs Kreuzungshennen (Leghorn x Sussex) wurden im Alter von 6 Monaten am 5. 3. 1956 in die Stoffwechselkäfige gesetzt. Sie erhielten pro Tier und Tag 70 g Gerste, 60 g Kartoffeln, 15 g Dorschmehl, 2 g Lebertranemulsion und 5 g Muschelkalk. Mit beginnender Legetätigkeit wurden sie in drei Gruppen geteilt; vom 3. 4. bis 23. 4. erhielten sie die 10fach höheren Jodgaben als die Tiere des 2. Dauerversuches. So erhielt Gruppe II pro Tier und Tag 40 Joddragees = 30 mg, Gruppe III 20 Joddragees = 15 mg Jod und Gruppe IV 10 Joddragees = 7,5 mg Jod. Vom 24. 4. bis 8. 5. 1956 wurde die Jodgabe nochmals um die 10-fache Menge gesteigert, und in Form einer Kaliumjodidlösung und Jodlösung (1 : 1) verabfolgt. Jedes Huhn erhielt also täglich in Gruppe II 300 mg, in Gruppe III 150 mg und in Gruppe IV 75 mg Jod. Die Konzentrationen der drei verschiedenen Jodlösungen waren so bemessen, daß jeweils 10 ccm die erforderliche Tagesdosis enthielten. Die orale Verabfolgung der Lösung erfolgte mittels einer Pipette. Die gesammelten und gewogenen Eier wurden alle auf ihren Jodgehalt untersucht.

V. Sektionen und Organuntersuchungen

Sämtliche Tiere der vorhergehend wiedergegebenen Versuche wurden mit Ausnahme der 3 Sussexhennen des 1. Dauerversuches jeweils nach der Beendigung des betreffenden Versuches geschlachtet und seziert. In allen Fällen gelangten die Schilddrüsen und Eierstöcke zur Joduntersuchung. Die Eileiter wurden teilweise ebenfalls auf ihren Jodgehalt untersucht. Zum Vergleich der Organanalysen der Tiere des 3. Jodbilanzversuches wurden zwei normalernährte, gleichaltrige Leghornhennen geschlachtet, und ihre Organe ebenfalls untersucht.

Von den Tieren des 2. Dauerversuches und des Jodanreicherungsversuches wurden Leber, Milz, Niere und Eileiter vom Institut für Veterinärpathologie der Humboldt-Universität histologisch untersucht. Die Gewichte von Leber, Milz, Niere, Eierstock und Eileiter wurden ebenfalls festgestellt, desgleichen von der Schilddrüse.

C. Die Versuche und ihre Ergebnisse

I. Versuchsverlauf

Hinsichtlich des Versuchsverlaufes ist die Gesundheit der Tiere von großer Bedeutung. Im 1. Dauerversuch war der Gesundheitszustand der verschiedenen Gruppen bis Ende März 1955 sehr gut. Danach erkrankte in der Kontrollgruppe I und in der Versuchsgruppe II je eine Henne an Geflügeldiphtherie und je eine an Geflügelpocken. Ohne die erkrankten Tiere aus den einzelnen Gruppen zu entfernen, konnte durch häufige Stalldesinfektion und sorgfältige Behandlung der Krankheitsfälle eine weitere Ansteckung vermieden werden. In der Gruppe III blieben alle gesund. Infolge einer geringeren Futteraufnahme in Gruppe I und II und infolge des Prinzips der gleichen Futterzuteilung erhielt Gruppe III ebenfalls eine geringere Ration, und die Leistungsbeeinträchtigung in Gruppe I und II wurde so auch auf Gruppe III übertragen. Ein krankheitsbedingter Leistungsunterschied der Gruppen untereinander schaltete sich dadurch weitgehend aus. Innerhalb 3 Wochen waren alle Tiere wieder gesund. Am 5. 5. 1955 verendete dann plötzlich die Sussex-Henne der Gruppe II. Nach einer Diagnose des Instituts für Geflügel-Krankheiten handelte es sich um Eileiter-Bauchfellentzündung. Die Sussex-Hennen der anderen beiden Gruppen wurden demzufolge aus dem Versuch genommen, so daß alle Gruppen wieder gleich waren. Bis zum Versuchsende traten keine weiteren Störungen auf.

Im 2. Dauerversuch war der Gesundheitszustand der Tiere ausgezeichnet. Jedoch am 13. 1. 1956 verendete wiederum eine Henne aus der Gruppe II an Eileiter-Bauchfellentzündung. Auch dieser Fall wurde klinisch diagnostiziert. Da es sich in diesem Versuch um gleichrassige Tiere handelte, wurden die anderen Gruppen nicht auf 7 Hennen reduziert, sondern nur die Futterration in Gruppe II entsprechend verringert. Die einzige Abweichung in der Gleichheit aller Gruppen war demnach ein etwas größerer Raumanteil der Hennen in Gruppe II. In allen anderen kurzfristigen Versuchen war der Gesundheitszustand stets als gut zu bezeichnen; lediglich im 3. Jodbilanzversuch erkrankte in den letzten 2 Versuchstagen die Henne Nr. 2207. Während der Sektion ergab sich, daß die Bauchhöhle dieser Henne entzündet war und ein gelblich-dickflüssiges Sekret enthielt, welches nach eigener Ansicht von einer Dotterkugel herstammte.

Die Mauser zeigte keine Unterschiede in den verschiedenen Versuchen und Gruppen. Da es sich um einjährige Legehennen handelte, konnte auch nur eine leichte Brust- und Halsmauser erwartet werden. So traten in allen Gruppen nur geringfügige Mauserungserscheinungen auf, die hauptsächlich während der milden Wintertage einen zeitlich unregelmäßigen Verlauf nahmen.

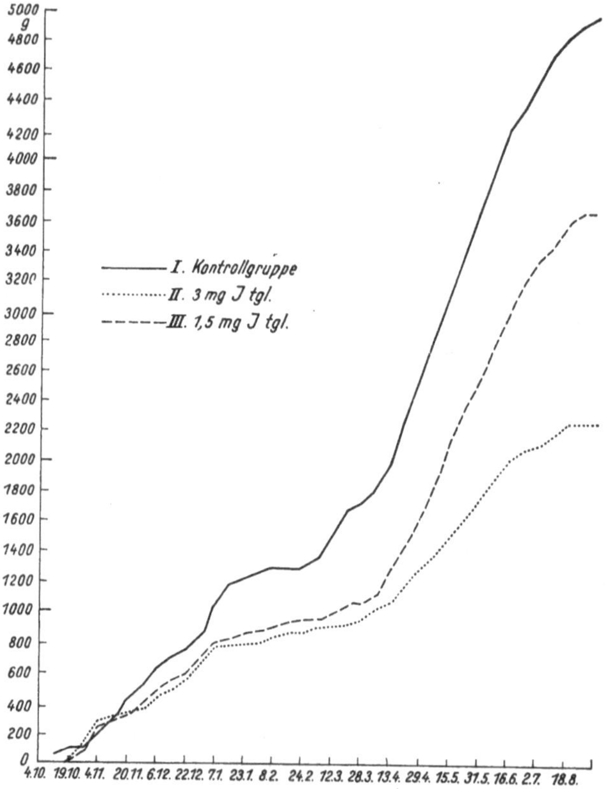

Abb. 3. 1. Dauerversuch, Legetätigkeit insgesamt (je Durchschnittshenne)

II. Legeleistung

Betrachtet man die graphisch aufgezeigten Legeergebnisse des 1. Dauerversuches in Abbildung 3, so erkennt man sofort die enorme Überlegenheit der Kontrollgruppe I. Setzt man die gesamte Durchschnittsleistung von 4,942 kg pro Henne aus Gruppe I = 100%, so ergeben sich für Gruppe II mit 2,263 kg nur 45,8% und für Gruppe III mit 3,661 kg = 74,1%.

Betrachtet man die Legetätigkeit der Sussexhennen, so ergibt sich bis zum 5. 5. für die Sussexkontrollhenne eine Leistung von 4,383 kg, für die Sussexhenne in Gruppe II = 1,610 kg und in Gruppe III = 0,149 kg. Das Durchschnittsgewicht pro Ei der insgesamt gelegten Eier aller Tiere einer Gruppe betrug in Gruppe III 57,1 g, in Gruppe II 55,3 g und in Gruppe I 54,0 g.

Im 2. Dauerversuch zeigte die Kontrollgruppe gegenüber der stärksten Jodgruppe eine Mehrleistung von 18%. Im Durchschnitt betrug die Leistung je Henne während der gesamten Versuchsdauer in Gruppe I 3,418 kg = 100%, in Gruppe II 2,796 kg = 81,8%, in Gruppe III 3,236 kg = 94,7% und in Gruppe IV 3,402 kg = 99,5%.

Die Eigröße im Durchschnitt der verschiedenen Gruppen war folgende: Gruppe I = 53,20 g, Gruppe II = 53,33 g, Gruppe III = 52,61 g und Gruppe IV = 52,74 g. Als negativer Jodeinfluß mußte eine hemmende Einwirkung des Jods auf den Eierstock angenommen werden, denn im 2. Dauerversuch begannen 4 Hennen der II. Gruppe viel später mit der Legetätigkeit als alle anderen. In der Kontrollgruppe legten am 4. 1. und in der schwächsten Jodgruppe am 6. 1. bereits alle Hennen. Dagegen legten in Gruppe III (1,5 mg J) am 27. 3. und in Gruppe II sogar erst am 6. 5. alle Tiere. Im 1. Dauerversuch legte je eine Henne in den Gruppen I und II erstmals in der 1. Januarwoche, und in der III. Gruppe legten alle Hühner ab 12. 3.

Innerhalb der kurzfristigen Versuche (s. S. 294) wurde hinsichtlich der Legetätigkeit festgestellt, daß bei täglichen Jodgaben bis zu 150 mg pro Henne die Legetätigkeit nicht unterbrochen wurde, dagegen legte nach einer täglichen Gabe von 300 mg Jod ein Huhn nach 4 Tagen nicht mehr.

III. Körpergewichte

Die Veränderungen der durchschnittlichen Körpergewichte je Henne im 1. Dauerversuch zeigt Abbildung 4. Hier sieht man, daß bis zum 21. 4. 1955 die Kontrollgruppe I am schwersten war, danach wurde sie aber von Gruppe II überholt, und zum Versuchsende wog jede Henne in Gruppe I durchschnittlich 120 g weniger als in Gruppe II.

In Abbildung 5 findet man am Ende des 2. Dauerversuches ebenfalls das höchste durchschnittliche Tiergewicht in Gruppe II, dagegen waren die Hennen der Kontrollgruppe auch hier wieder um durchschnittlich 120 g leichter. Die Körpergewichte von Gruppe III und IV lagen zwischen denen der Gruppen I und II.

Innerhalb der kurzfristigen Versuche konnten keine jodfütterungsbedingten Gewichtsunterschiede festgestellt werden.

IV. Die Verdaulichkeitsbestimmung

Die unterschiedliche Höhe der Jodgaben hatte keinen Einfluß auf das Verdauungsvermögen der Hühner. Lediglich der Rohfaseranteil des verabreichten

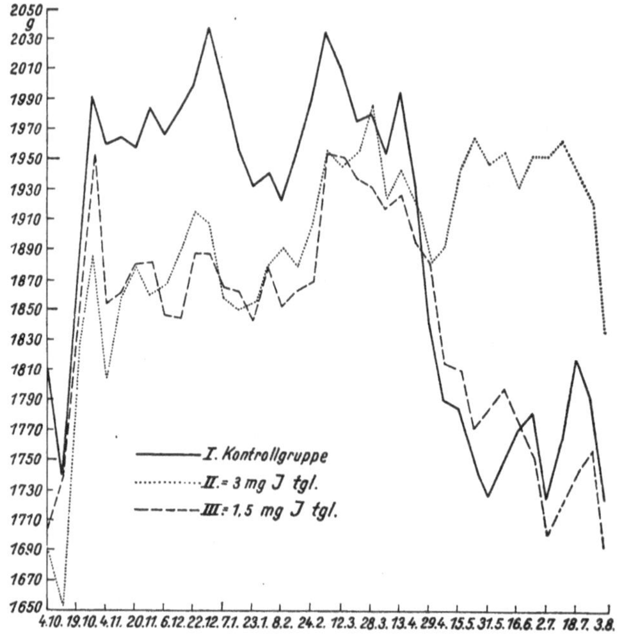

Abb. 4. 1. Dauerversuch, Körpergewichte (je Durchschnittshenne)

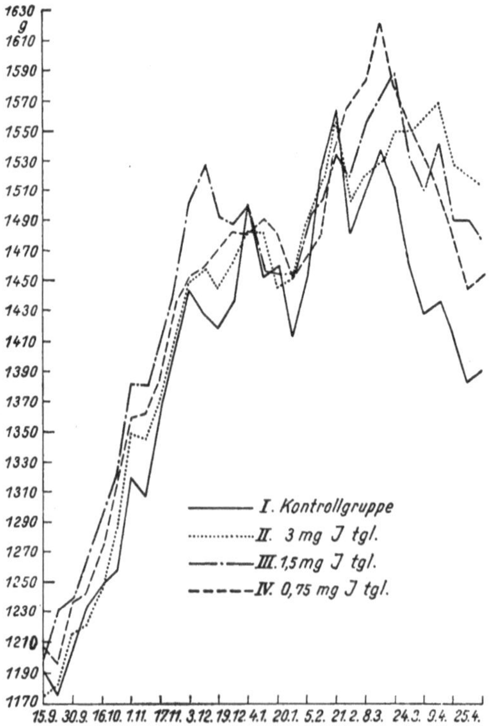

Abb. 5. 2. Dauerversuch, Körpergewichte
(je Durchschnittshenne)

Hafers wurde von den Versuchstieren der Gruppe II etwas schlechter verdaut. Die in diesen Untersuchungen ermittelten Verdauungskoeffizienten werden in der Tabelle 2 wiedergegeben.

Tabelle 2. *Der Einfluß der Jodgaben auf das Verdauungsvermögen der Hühner*

je Tier und 10 Tage	Trocken-substanz g	Organ. Substanz g	Roh-protein g	Rohfett g	Rohfaser g	N. fr. E. g
Gruppe I Nr. 20						
700 g Hafer	609.98	590,46	80,88	29,71	89,48	390,39
257,7 g lufttrockener Kot .	244.76	223,22	17,99	6,63	63,03	135,57
verdaut	367.24	367,24	62,89	23,08	26.45	254,82
in %	60,21	62,20	77,76	77,68	29,56	65,27
Gruppe I Nr. 21						
700 g Hafer	609.98	590,46	80,88	29.71	89.48	390.39
267,0 g lufttrockener Kot .	253,76	230,72	16,62	5,20	65,24	143,68
verdaut	359,72	359,72	64,26	24,51	24,24	246,71
in %	58,97	60,92	79,45	82.50	27,09	63,20
Mittelwert Gruppe I in % .	59,59	61,56	78,61	80,09	28,33	64,24
Gruppe II Nr. 6220						
694 g Hafer	604,75	585,40	80,19	29,45	88,72	387,04
256,8 g lufttrockener Kot .	245,81	222,85	17,72	4,40	71.41	129,32
verdaut	362,55	362,55	62.47	25,05	17.31	257,72
in %	59,95	61,93	77,90	85,06	19.51	66,59
Gruppe II Nr. 6245						
700 g Hafer	609,98	590,46	80,88	29,71	89.48	390,39
263,1 g lufttrockener Kot .	251,13	231,57	20,92	5,78	69,96	134,91
verdaut	358,89	358,89	59,96	23,93	19,52	255,48
in %	58.84	60,78	74,13	80,55	21.81	65,44
Mittelwert Gruppe II in %	59,40	61,36	76,02	82,81	20,66	66,02
Gruppe III Nr. 24						
700 g Hafer	609,98	540,45	80,88	29.71	89,48	390,39
250,5 g lufttrockener Kot .	237,02	217,92	20,93	4,03	62,60	130,36
verdaut	372,96	372,54	59,95	25,68	26,88	260,03
in %	61,14	63,09	74,12	86,44	30,04	66,61
Gruppe III Nr. 8207						
700 g Hafer	609,98	540,45	80,88	29,71	89,48	390,39
262,3 g lufttrockener Kot .	250.5	229,61	18,76	6,11	63 98	140,76
verdaut	360,85	360,85	62,12	23,60	25,50	249,63
in %	59,16	61,11	76,82	79,53	28,50	63,94
Mittelwert Gruppe III in %	60,15	62,10	75,47	82,94	29,27	65,28

V. Brutversuch

Infolge der Notwendigkeit, daß ein Brutei nicht älter als 10 Tage sein darf, konnten nur wenige Eier bebrütet werden.

In Gruppe I wurden 29 Stück, in Gruppe II 8 Stück und von Gruppe III 17 Stück verwendet. In Gruppe I und III waren alle Eier befruchtet und in Gruppe II war 1 Ei klar. In Gruppe I schlüpften 20 Küken = 68,9%, in Gruppe II 3 Küken = 37,5% und in Gruppe III 5 Küken = 29,7% der verwendeten Eier. Die Jodgruppen II und III ergaben zusammen für die 25 eingelegten Eier eine Schlupffähigkeit von 32% und für die 24 befruchteten Eier = 33%.

VI. Jodbilanzversuche

Während des 10-tägigen Hauptversuches zur Prüfung des Verdauungsvermögens hatten die Hennen der Gruppe II je 30 mg Jod erhalten. In den Exkrementen der Henne 6220 wurden 29,44 = 98,1% und bei Henne 6245 = 29,82 mg bzw. 99,4% der Jodeinnahmen wiedergefunden. In der III. Gruppe betrug die 10-tägige Jodeinnahme je Henne 15,0 mg. Für Henne Nr. 24 wurde ein Ausscheidungswert von 14,83 mg Jod = 98,9% der Einnahme wiedergefunden. Die Ergebnisse des 2. Jodbilanzversuches mit 2 legenden Sussexhennen sind in

Tabelle 3. *Jodbilanzversuch mit 2 Sussexhennen während einer 5tägigen Dauer*

	Henne A	Henne B
Jodeinnahme { Dragee	8600 γ	8600 γ
Jodeinnahme { Fischmehl	475 γ	475 γ
J-Einnahme insgesamt	9075 γ	9075 γ
J-Ausscheidung in Kot und Harn	9026 γ	9008 γ
J-Ausscheidung in Kot und Harn in % der J-Einnahme	99,5	99,3
J-Ausscheidung in den Eiern	921 γ	944 γ
J-Ausscheidung in Kot und Harn und Eiern	9947 γ	9952 γ
Mehrausscheidung im Vergleich zur Einnahme	872 γ	877 γ

Tabelle 3 wiedergegeben. Es wurden während der 5-tägigen Versuchsdauer mit den Exkrementen 99,5 bzw. 99,3% der Jodeinnahmen ausgeschieden. Weiterhin enthielten die in dieser Zeit gelegten Eier eine beträchtliche Jodmenge. Die gesamte Jodausscheidung überstieg damit die Jodeinnahmen. Da jeder Henne schon in einem 7-tägigen Vorversuch die gleiche Ration mit der gleichen Jodgabe verabreicht wurde, muß in dieser Zeit eine Jodspeicherung des Eierstocks erfolgt sein. Die Jodeinnahmen und -ausscheidungen des 3. Bilanzversuches sind in Tabelle 4 veranschaulicht. Wie aus dem methodischen Teil hervorgeht, hatten diese Tiere vor Beginn der Bilanzversuche keinerlei Jodgaben erhalten, so daß infolge der Jodanreicherung der Organe eine prozentual geringere Ausscheidungsquote zu erwarten war. Die Höhe der Jodanreicherung der untersuchten Organe ist im VIII. Abschnitt wiedergegeben.

Tabelle 4. *Die gesamten Jodeinnahmen und Jodausscheidungen während des 10tägigen III. Jodbilanzversuches*

	Henne Nr. 7392	Henne Nr. 5694	Henne Nr. 2242	Henne Nr. 2164	Henne Nr. 2245	Henne Nr. 2207
1. Jodeinnahmen γ	10389	10570	10536	10381	10557	10310
2. Jodausscheidungen in Kot und Harn γ	6335	6569	7182	5736	5817	5169
3. Jodausscheidungen in den Eiern γ	—	470	—	282	430	—
4. Jodgehalt des Darminhaltes nach der Tötung γ	43	85	82	48	79	53
5. Insgesamt wiedergefundenes Jod γ	6378	7124	7264	6066	6326	5222
6. Zeile 5 in % der Einnahmen	61,4	67,4	68,9	58,4	59.9	50,6
7. Zeile 3 in % der Einnahmen	—	4,4	—	2,7	4,2	—

VII. Die Jodanreicherung der Eier

Der Jodgehalt der Eier wurde insgesamt in 893 Stück festgestellt. Die einleitend erwähnte 100%ige Sicherheit einer Erhöhung des Jodanteils in den Eiern nach Jodfütterung der Hühner konnte in allen Fällen bestätigt werden. In allen Untersuchungen von fortlaufend gelegten Eiern einer Henne wurde eine stetige Schwankung des Jodgehaltes in individuell bedingten Grenzen festgestellt. Während des 1. Dauerversuches wurde in den Monaten Oktober bis Februar jedes Ei der jodgefütterten Hennen untersucht. In der Zeit vom 1. März bis 14. Juni wurde jedes 5. Ei und vom 15. Juni bis zum Versuchsende wieder jedes anfallende Ei analysiert. Die ermittelten Jodmengen wurden auf je 10 g Frischsubstanz umgerechnet. Ihr Schwankungsbereich sowie die Durchschnittsergebnisse sind in Tabelle 5 angegeben. Die Abnahme des Jodgehaltes in den Eiern nach der beendeten Jodfütterung ist aus den Abbildungen 6 und 7 zu ersehen.

Man erkennt hier eine gleichsinnige Abnahme der Jodwerte mit Ausnahme bei Henne 6235.

Im 2. Dauerversuch wurde während der ganzen Versuchszeit in der II. Gruppe jedes Ei analysiert. In der III. und IV. Gruppe wurde jedes 10. Ei jeder Henne untersucht. Die Jodausscheidungswerte von 5 Hennen der II. Gruppe sind in den Abbildungen 8–12 veranschaulicht. Ihre Schwankungen und Durchschnittswerte sind auch aus der Tabelle 5 zu ersehen. In der III. Gruppe lag die niedrigste mittlere Jodausscheidung einer Henne bei 34 γ und die höchste bei 67 γ je 10 g Eisubstanz. Der Durchschnittswert der gesamten Gruppe betrug 49 γ. In der IV. Gruppe bewegten sich die Schwankungen der Mittelwerte zwischen 29 und 41 γ, und der Gruppendurchschnitt betrug 33,5 γ je 10 g Eigewicht. Vergleicht

Tabelle 5. *Die Jodausscheidungen in den Eiern während des 1. und 2 Dauerversuches*

Versuch	Gr.	Henne Nr.	Schwankung des Jodgehaltes je 10 g Frischei γ	Durchschnittlicher Jodgehalt je 10 g Frischei γ		Insges. gelegt Stck. während d. J-fütterung	Analysiert Stück	Gewicht pro Ei g	Jodgehalt Ø pro Ei γ
1. Dauerversuch	II	6245	30 bis 124	71		44	27	52,6	353
		6204	44 bis 175	104		4	4	54,9	527
		8203	26 bis 70	50	Ø 74	21	16	48,0	236
		6220	34 bis 114	78		78	27	58,4	423
		Sussex	18 bis 160	67		29	19	55,5	373
						bis 4. 5.			
1. Dauerversuch	III	6235	12 bis 92	42		83	41	58,6	238
		6263	9 bis 88	47		61	26	56,1	238
		8207	18 bis 88	66	Ø 58	21	11	53,8	348
		6250	24 bis 108	64		88	45	57,5	348
		Sussex	36 bis 100	69		3	2	49,6	330
						bis 4. 5.			
2. Dauerversuch	II	5595	44 bis 73	57		2	2	57,3	328
		5691	52 bis 105	69		5	5	56,5	390
		7395	34 bis 114	71		26	26	55,6	393
		4676	32 bis 114	67		70	66	58,7	397
		4667	44 bis 114	81	Ø 78	4	4	52,6	427
						verendet am 13. 1.			
		3594	40 bis 228	121		92	91	44,8	544
		3253	6 bis 108	67		108	105	54,5	366
		3395	28 bis 162	93		74	70	56,0	522

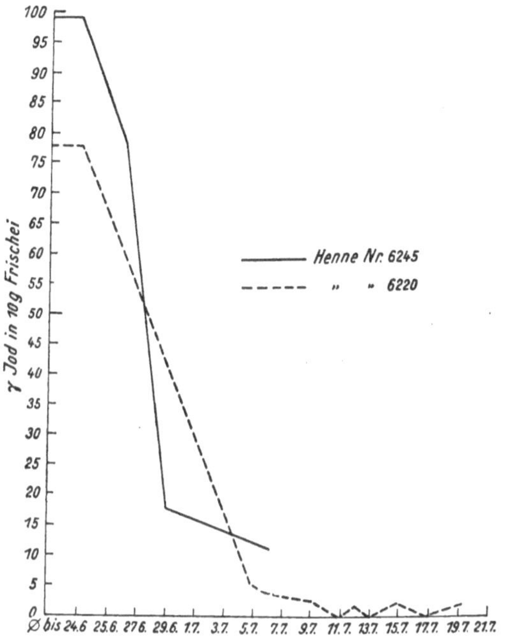

Abb. 6. Die Abnahme des Jodgehaltes der Eier nach der beendeten Jodverabfolgung in Gruppe II im 1. Dauerversuch (letzte Jodgabe am 24. 6.)

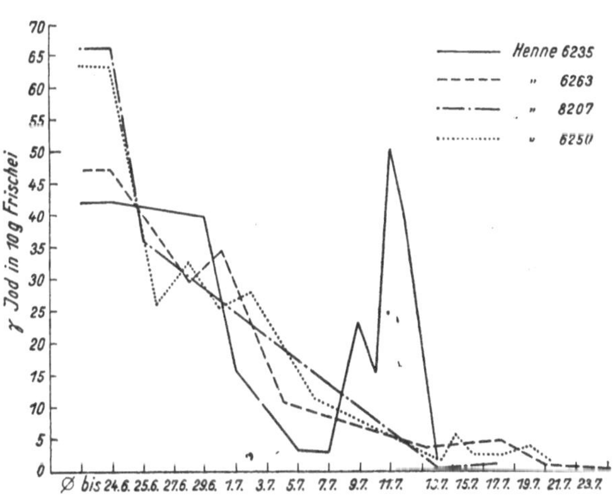

Abb. 7. Die Abnahme des Jodgehaltes der Eier nach der beendeten Jodverabfolgung in Gruppe III im 1. Dauerversuch (letzte Jodgabe am 24. 6. 1955)

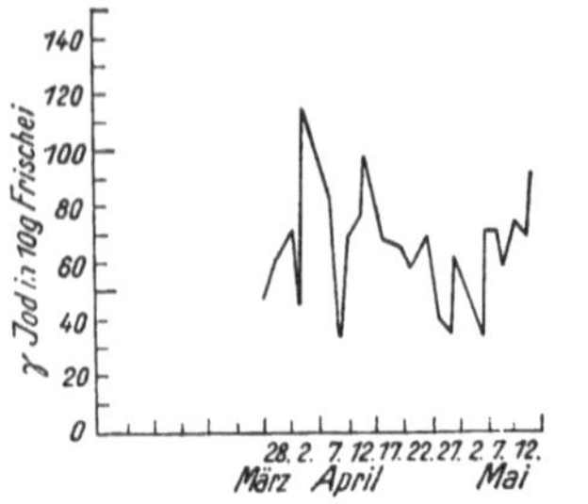

Abb. 8. Die Jodausscheidung in den Eiern, 2. Dauerversuch Gruppe II, Henne Nr. 7395

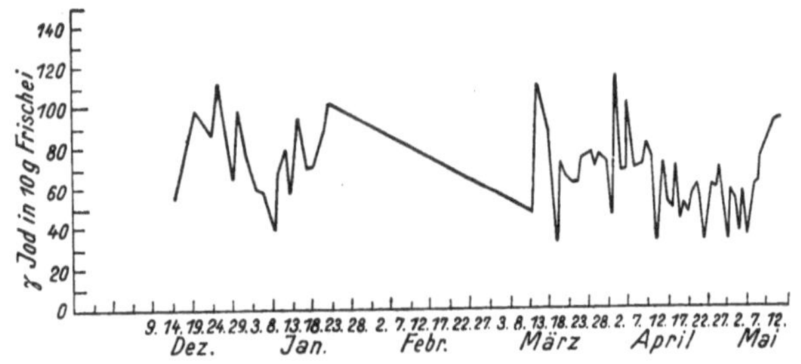

Abb. 9. Die Jodanreicherung in den Eiern, 2. Dauerversuch Gruppe II, Henne Nr. 4646

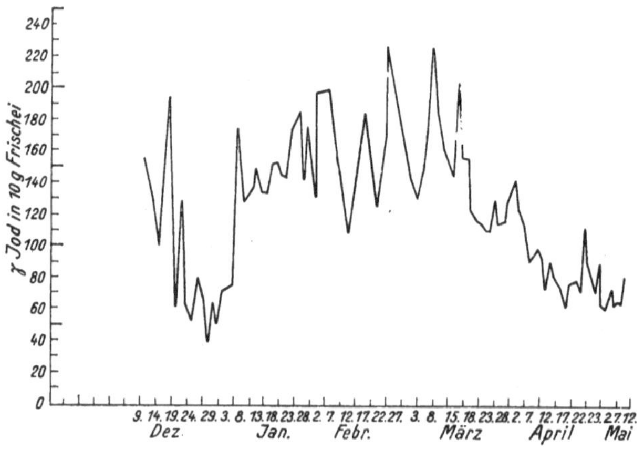

Abb. 10. Die Jodausscheidung in den Eiern, 2. Dauerversuch Gruppe II, Henne Nr. 3594

man die Durchschnittswerte der gleichen Gruppen der beiden Dauerversuche, so ergibt sich eine gute Übereinstimmung. Die Henne Nr. 3594 legte von allen Tieren die kleinsten Eier und hatte dabei bemerkenswerter Weise die absolut

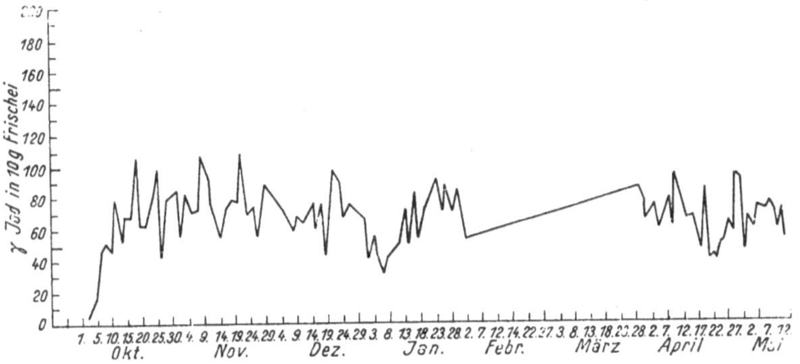

Abb. 11. Die Jodausscheidung in den Eiern, 2. Dauerversuch Gruppe II, Henne Nr. 3253

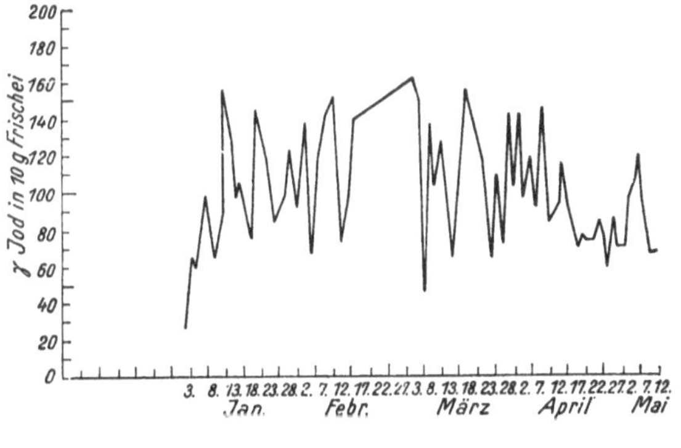

Abb. 12. Die Jodanreicherung in den Eiern, 2. Dauerversuch Henne Nr. 3395

größte Jodausscheidung pro Ei aufzuweisen. Während des sehr kalten Monats Februar stellten alle übrigen Hühner der 2. Gruppe ihre Legetätigkeit ein, und nur Henne 3594 legte ununterbrochen. Wie aus der Abbildung 10 zu ersehen ist, erreichte sie in den Monaten Februar und März die höchsten Jodausscheidungswerte. Der Versuch zur maximalen Jodanreicherung der Eier ergab die graphischen Aufzeichnungen der Abbildung 13. Von den 6 Hennen dieses Versuches legten 5. Der Jodgehalt wurde in allen Eiern untersucht. Die Steigerung der niedrigen Jodgaben der Dauerversuche auf die 10fach höhere Menge brachte eine ca. 3fach höhere Jodausscheidung in den Eiern. Die Durchschnittswerte des 1. und 2. Dauerversuches betrugen in Gruppe II = 76 γ, in Gruppe III = 54 γ und in Gruppe IV im 2. Dauerversuch allein = 33,5 γ je 10 g Eisubstanz. Die 10fache Jodgabenerhöhung ergab für Gruppe II die 3,3fache Menge an Jod mit dem

Mittelwert von 254 γ je 10 g Ei. In der 3. Gruppe wurde der Durchschnittswert um das 3,5fache gesteigert bis auf 191,5 γ. In der 4. Gruppe erfolgte eine 3,5fache Erhöhung von 33,5 γ auf 110 γ. Die nochmalige 10fache Erhöhung der Jodgaben erbrachte folgende Durchschnittswerte je 10 g Eigewicht: Gruppe II = 597 γ, Gruppe III = 430 γ, Gruppe IV = 283 γ. Diese Erhöhung entsprach einer 2,3-fachen, 2,2fachen bzw. einer 2,5fachen Steigerung. Berechnet man die Erhöhung des Jodgehaltes der Eier durch die 100fache Jodgabe, so findet man, daß der Ausgangswert der II. Gruppe von 76 γ 7,9 mal größer wurde. In der 3. Gruppe

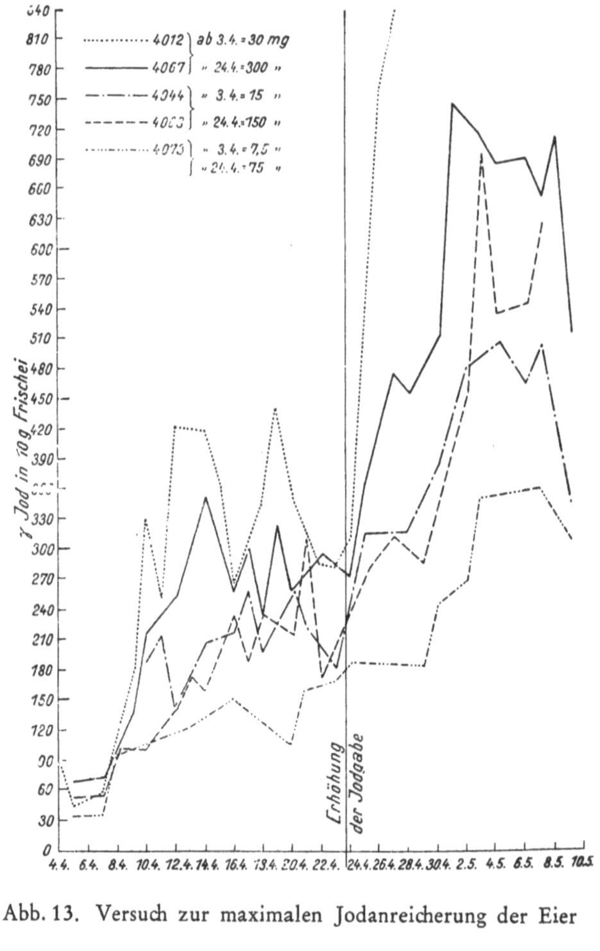

Abb. 13. Versuch zur maximalen Jodanreicherung der Eier

erfolgte eine 8fache und in der 4. Gruppe eine 8,4fache Vergrößerung des Ausgangswertes. Eine weitere 10fache Steigerung der Jodgaben konnte nicht vorgenommen werden, da Henne Nr. 4012 bereits bei 300 mg täglicher Jodgabe die Legetätigkeit einstellte.

In den Jodeiern erfolgte die größte Jodanreicherung im Eigelb. Einige getrennte Untersuchungen von Eidotter, Eiweiß und Schale sind in Tabelle 6 angegeben.

In den Eiern der Kontrollhennen wurden Gesamtjodgehalte von 10–50 γ festgestellt.

Tabelle 6. *Jodgehalt des Eidotters, des Eiweißes und der Schale*

Versuchsgruppe und Versuch	Eigewicht g	Ges. Jod γ	Gewicht des Eidot. g	Jodgehalt des Eidot. γ	in % des Ges.-Jods %	Gewicht des Eiweiß g	Jodgehalt des Eiweiß γ	in % des Ges.-Jods %	Schale-Gewicht g	Jodgehalt der Schale γ
2. Dauerversuch										
Gr. II 4676	59,5	398	14,1	301	75,6	38,0	93	23,4	7,4	4,1
Gr. II 4676	63,0	482	17,4	348	72,2	38,2	130	27,0	7,4	4,1
Gr. II 3395	57,1	783	16,0	732	93,5	34,4	47	6,0	6,7	4,3
Gr. II 3395	52,2	486	14,3	404	83,1	31,7	78	16,0	6,2	4,0
Jodanreicherungsversuch										
Henne 4012	52,1	1895	13,7	1565	82,6	31,6	282	14,9	6,8	47,9
Henne 4012	53,0	1388	13,9	1078	77,7	31,8	259	18,6	7,3	51,5

VIII. *Sektion der Versuchstiere und Jodgehalt der Organe*

1. *Schilddrüsen*

Betrachtet man den Jodgehalt der Schilddrüsen, so ist nicht nur die verabreichte Jodmenge, sondern auch die Jahreszeit, in der die Versuchstiere getötet wurden, von Bedeutung. Diese Angaben sollen nachfolgend berücksichtigt werden. In Tabelle 7 findet man den durchschnittlichen absoluten und relativen Jodgehalt pro Schilddrüse im Vergleich zum Körpergewicht. Die durchschnittliche Legeleistung je Einzeltier während der gesamten Dauer der langfristigen Versuche ist vergleichsweise angegeben. In der Tabelle 8 sind die Schwankungsbreiten des Schilddrüsenjodgehaltes innerhalb der Gruppen aufgezeigt. Vergleicht man den ersten und zweiten Dauerversuch, so sieht man, daß die Jodtiere des 2. Dauerversuches höhere Werte aufweisen. Es hat also in der jodfreien Nachperiode des 1. Dauerversuches auch der Jodgehalt der Schilddrüse abgenommen. Sowohl im 1. als auch im 2. Dauerversuch lagen die Jodwerte der II. Gruppe niedriger als die der schwächeren Jodgruppen. Diese Tatsache ist dadurch zu erklären, daß hohe Jodgaben sogenannte Ruheschilddrüsen erzeugen können.

Tabelle 7. *Absoluter und relativer Jodgehalt je Schilddrüse im Vergleich zum Körpergewicht und zur Legeleistung*

Versuch	Tier Nr.	Jodgabe pro Tag	Jodgabe	getötet	Schilddrüse			Körper-gewicht	Jod je 1 kg Körper-gewicht	Eier
					Gew.	Ges. Jod	Jod in 100			
		mg	von — bis	am	mg	γ	mg	g	γ	kg
	Hennen									
1. Dauerversuch	∅ Gr. I	—	—	5. 8. 55	170	248	146	1622	154	4,94
„	∅ Gr. II	3	4. 10. 54 — 24. 6. 55	„	170	216	127	1767	128	2,26
„	∅ Gr. III	1,5	„	„	190	351	184	1615	217	3,66
2. Dauerversuch	∅ Gr. I	—	—	16. 5. 56	107	128	119	1390	92	3,42
„	∅ Gr. II	3	1. 10. 55 — 15. 5. 56	„	157	326	207	1513	214	2,80
„	∅ Gr. III	1,5	„	„	123	310	250	1479	206	3,24
„	∅ Gr. IV	0,75	„	„	96	413	429	1454	284	3,40
3. Jodbilanzversuch	∅	1,0	5. 12. — 14. 12.	15. 12.	120	276	230	1555	178	—
2 Kontrollhennen	∅	—	—	—	125	79	63	1629	48	—
Jodanreicherungs-versuch	3996	7,5	3. 4. — 23. 4.	9. 5. 55	200	838	419	1924	436	—
„	4023	75	24. 4. — 8. 5.	„	330	600	181	1792	355	—
„	4008	15,0	3. 4. — 23. 4.	„	150	855	570	1782	480	—
„	4044	150	24. 4. — 8. 5.	„	220	810	368	2182	371	—
„	4667	30,0	3. 4. — 23. 4.	„	150	422	281	2107	200	—
„	4012	300	24. 4. — 8. 5.	„	160	337	210	1622	208	—

Tabelle 8. *Die Schwankungsbreiten des Jodgehaltes der Schilddrüsen in den einzelnen Gruppen*

Versuch	Gruppe	∅ Jodgehalt je 100 mg Schilddrüse γ	Schwankungsbreite je 100 mg Schilddrüse γ	∅ Jodgehalt je 1 kg Körpergewicht γ	Schwankungsbreite je kg Körpergewicht γ
1. Dauerversuch	I (Hennen)	146	86—210	154	94—259
"	II (Hennen)	127	91—202	128	71—171
"	III (Hennen)	184	112—295	217	113—405
2. Dauerversuch	I	119	96—181	92	57—119
"	II	207	64—403	214	94—385
"	III	250	68—370	206	90—450
"	IV	429	201—641	284	104—435
3. Jodbilanzversuch		230	155—350	178	101—290
Kontrollhennen		63	55—78	48	45—51
Jodanreicherung	II	245	210—281	204	200—208
"	III	450	368—570	420	371—480
"	IV	271	181—419	387	335—436

2. *Eierstöcke und Eileiter*

Die Durchschnittswerte des Jodgehaltes der Eierstöcke in den verschiedenen Gruppen sind in Tabelle 9 angegeben. Der Jodgehalt der Eileiter wurde vollständig nur bei den Tieren des Jodbilanzversuches untersucht und ist in Tabelle 10 wiedergegeben. Jodanalysen von Eileitern der anderen Hennen wurden testweise vorgenommen, jedoch waren die Werte sehr niedrig, und ihre Unterschiede lagen oft im Bereich der Fehlergrenzen, so daß die Joduntersuchung sämtlicher Eileiter zu keinen sicheren Ergebnissen führen konnte. Selbstverständlich erfolgt aber eine Erhöhung des Jodgehaltes des Eileiters nach zusätzlichen Jodgaben, wenn sie auch infolge ihrer sehr niedrigen Werte mit der hier verwendeten Methode nur bedingt nachgewiesen werden konnte. Eine Beeinflussung des Eileiters durch Jodgaben mußte fernerhin durch folgende Befunde angenommen werden:

1. Eine Henne aus Gruppe II verendete im 1. Dauerversuch an einer Eileiterbauchfellentzündung.

2. Im 2. Dauerversuch tritt in der gleichen Gruppe derselbe Fall ein.

3. Ebenfalls in der II. Gruppe im 1. Dauerversuch legte die Henne 8203 seit dem 11. 2. 1955 nicht mehr. Bei der Sektion wurde ein Eileiterriß festgestellt, und ein vollausgebildetes Ei mit einer teilweise rückresorbierten Kalkschale wurde in der Bauchhöhle gefunden.

4. Die Henne 6204 aus der 2. Gruppe legte im 1. Dauerversuch nur 4 Eier mit einem sehr hohen Jodgehalt. Vom 8. 1. 1955 legte sie nicht mehr, verlor zuerst an Körpergewicht und nahm dann ab April laufend zu. Jedoch Ende Juli zeigte sie einen beeinträchtigten Gesundheitszustand und magerte sehr stark ab.

Tabelle 9. *Jodgehalt der Eierstöcke*

Versuch	Tier Nr.	tägliche Jodgabe		Eierstock			getötet am
		mg	Dauer bis zum	Gew. g	abs. Jodgeh. γ	relat. Jodgeh. γ	
1. Dauerversuch	∅ Gr. I	—	—	8,1	5,0	62	5. 8. 55
"	∅ Gr. II	3	24. 6.	16,4	38,0	231	"
"	∅ Gr. III	1,5	"	12,6	20,7	164	"
2. Dauerversuch	∅ Gr. I	—	—	38,0	28,4	75	15. 5. 56
"	∅ Gr. II	3	14. 5 56	34,9	956,6	2741	"
"	∅ Gr. III	1,5	"	33,5	486,1	1451	"
"	∅ Gr. IV	0,75	"	34,9	304,1	871	"
3. Jodbilanzvers.	∅	1,0	5.—14. 12	27,9	168,8	605	15. 12.
2 Kontrollhennen	∅	—	—	33,4	25,5	76,3	15. 12.
Jodanreicherung	3996	7,5 bzw.	3. 4. - 8. 5.	22,2	1092,9	4921	9. 5. 56
"	4023	75	"	58,9	5576,6	9453	"
"	4008	15 bzw.	3. 4.—8. 5	7,94	225,2	2836	9. 5 56
"	4044	150	"	38,46	3897,2	10133	"
"	4667	30 bzw.	3. 4. —8. 5.	48,72	7907,1	16230	9. 5. 56
"	4012	300	"	10,68	1383,9	12958	"

Tabelle 10. *Jodgehalt der Eileiter*

Versuch	Tier Nr.	tägliche Jodgabe		Eileiter		
		mg	Dauer	Gewicht g	absoluter Jodgehalt γ	relativer Jodgehalt γ % (in 100 g)
	7392	1	10 Tage	27,1	40,6	149,8
	5694	1	10 "	47,2	27,2	57,6
	2242	1	10 "	67,4	68,0	100,9
	2164	1	10 "	17,1	38,7	226,3
	2245	1	10 "	33,9	256,4	756,3
	2207	1	10 "	21,3	21,7	101,9
	∅			35,7	75,4	211,2
Kontrolle	2234	—	—	44,9	28,4	63,3
	5720	—	—	11,4	16,0	140,4
	∅			28,2	22,2	78,7

Das Körpergewicht des Tieres blieb aber relativ hoch, und die Bauchwand war abnorm verhärtet. Die Sektion am 5. 8. 1955 ergab dann auch einen äußerst sonderbaren Befund. Der Eileiter des Tieres (Abb. 14) war zu einem sackartigen Gebilde erweitert und von einer verhärteten gelblichweißen Masse ausgefüllt. Das Gesamtgewicht dieser Mißbildung betrug 925 g. Alle inneren Organe lagen zusammengedrängt in einer veränderten Lage. Sogar die Herzspitze war nicht

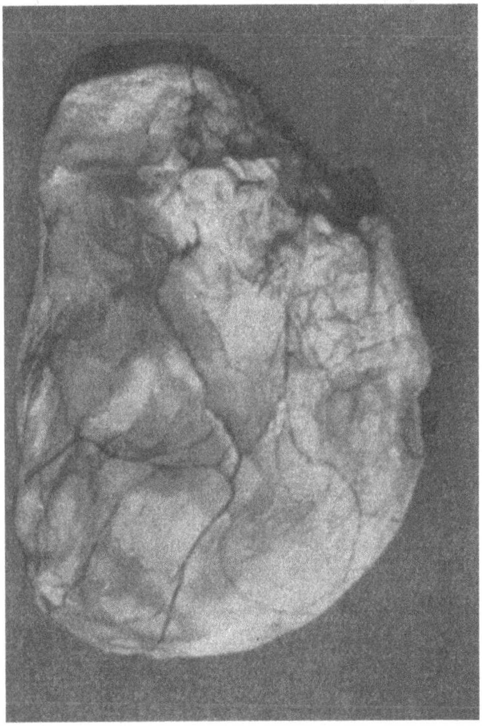

Abb. 14. Eileiterdeformation der Henne 6204 im 1. Dauerversuch (1/2 nat. Größe)

ventral, sondern zu den Extremitäten hin gerichtet. Der Inhalt dieses deformierten Eileiters konnte dem äußeren Anschein nach nur aus Eisubstanz bestehen. Eine analytische Bestimmung der Bestandteile sollte diesbezüglich eine Auskunft geben. In der Tabelle 11 findet man die ermittelten Werte in Prozent der Trockensubstanz. Ebenso wurden die Analysenergebnisse von Hühnereiern nach RÖMER [59] auf Trockensubstanz umgerechnet und in Tabelle 11 zum Vergleich angegeben. Eine Betrachtung der Analysenergebnisse zeigt, daß die Werte sich durchaus ähnlich sind und daß der erweiterte Eileiter demnach offenbar Eisubstanz enthielt. Insgesamt handelte es sich um 309,4 g Trockensubstanz. Bei einem Wassergehalt von 72,5% in normalen Frischeiern entsprach diese Trockensubstanzmenge einem Eigewicht von 1125 g oder von 20 Frischeiern je 56 g. Da am 27. 7.

die Henne mit 2590 g ihr höchstes Gewicht erreichte, muß bis zu diesem Zeitpunkt der Eierstock noch Follikel abgesondert haben, die das Körpergewicht des Tieres vermehrten. Dagegen hatte der Eierstock am Tage der Sektion nur ganz kleine Follikel aufzuweisen, und sein Gewicht betrug nur 2,6 g. Die eingestellte Ovulationstätigkeit sowie die starke Abmagerung des Tieres waren hier wohl die

Tabelle 11. *Zusammensetzung des Eileiterinhaltes der Henne 6204 im Vergleich zu den Analysenwerten für Eisubstanz in % der Tr.-S nach den Angaben von* RÖMER

	Rohprotein	Rohfett	N. fr. E.	Rohasche
Eileiterinhalt	58,60	27,14	5,95	8,31
Eisubstanz nach RÖMER	48,37	42,18	5,45	4,00

Folge einer mechanischen Behinderung der Lebensfunktionen. In physiologischer Hinsicht muß die Mißbildung mit dem Organismus aber eng verbunden gewesen sein, denn ein reiches Adernetz durchzog die Peripherie des Eileiters. Fernerhin muß eine Jodabwanderung aus dem Eileiter nach der beendeten Jodmedikation erfolgt sein, denn im gesamten Eileiterinhalt waren nur 1085 γ Jod enthalten. Dieser Wert entspricht dem normalen Jodgehalt von Eiern ohne zusätzliche Jodfütterung der Tiere. Da sich während der letzten Versuchstage der Gesundheitszustand des Tieres sichtbar verschlechterte, wäre die Henne bei längerer Versuchsdauer zweifellos ad exitum gekommen.

Eine Dysfunktion des Eileiters muß auch im Jodanreicherungsversuch bei der Henne 4667 vorgelegen haben, denn neben blutiger Flüssigkeit wurde in der Bauchhöhle eine Eihaut mit Kalkeinlagerungen gefunden. Die Legetätigkeit dieser Henne war aber normal. Inwiefern eine bevorzugte Jodeinwirkung auf den Eileiter und auf den Eierstock möglich ist, wird in der Diskussion der Ergebnisse zu besprechen sein.

Die festgestellten Gewichte der Eileiter richteten sich stets nach der Legetätigkeit der Tiere, so daß ihre absolute und relative Größe mit der Jodfütterung nicht im Zusammenhang stand. Die histologische Untersuchung einiger Eileiter der verschiedenen Gruppen des 2. Dauerversuches ließ keine Unterschiede erkennen.

3. *Andere Organe*

Ein Hauptaugenmerk wurde bei jeder Sektion auch der Nebenschilddrüse geschenkt. Jedoch konnten infolge der Kleinheit (10–30 mg) dieses Organes keine Jodanalysen gemacht werden. In gewichtsmäßiger Hinsicht zeigten die Nebenschilddrüsen bei 5 Hennen mit langfristiger Jodfütterung Abweichungen von 70–760 mg pro Drüse. Von den Tieren des 1. Dauerversuches wurden noch die

Gewichte der Lebern und der Milzen ermittelt. Diese Werte überlagerten sich jedoch im Vergleich der Gruppen, so daß ein Jodeinfluß nicht festzustellen war. Von den Hühnern des 2. Dauerversuches und des Jodanreicherungsversuches wurden die Lebern und die Nieren gewogen und mit den Körpergewichten verglichen. Auch hier waren die Schwankungsbreiten innerhalb der Gruppen ebenso groß wie zwischen den verschiedenen Gruppen. Von den beiden letztgenannten Versuchen wurden die Leber, Milz und Niere jedes Tieres histologisch untersucht. Zwischen den verschiedenen Gruppen konnten ebenfalls keine Unterschiede festgestellt werden.

D. Diskussion der Ergebnisse

Die beiden langfristigen Versuche zeigten übereinstimmend eine schlechtere Legetätigkeit der jodgefütterten Hühner. Die Jodgruppen untereinander lieferten bei einer höheren Jodgabe von 3 mg J in Gruppe II ein geringeres Leistungsergebnis als bei 1,5 mg Jod pro Tier und Tag in Gruppe III. Eine tägliche Jodgabe von 0,75 mg pro Henne in Gruppe IV brachte nur eine unbedeutende Leistungsminderung von 0,5%. Diese Ergebnisse wurden bei einer gleichen Futteraufnahme aller Gruppen und bei einem normalen Jodgehalt des verabreichten Futters erhalten. Die *geringere Legetätigkeit* der Jodgruppen könnte nun entweder in einer schlechteren Futterausnutzung, einem höheren Körpergewichtsansatz oder einem gesteigerten Grundumsatz zu suchen sein. Die Prüfung des *Verdauungsvermögens* ergab für alle Gruppen gleiche Werte, so daß dem ersten Faktor keine weitere Bedeutung beizumessen war. Dagegen lagen die Körpergewichte der Jodgruppen am Ende der Versuche tatsächlich höher als die der Kontrollgruppen. Im 1. Dauerversuch jedoch hatte nur die 2. Gruppe ein Mehrgewicht aufzuweisen, und dieses resultierte aus der Eileiterdeformation der Henne 6204. Die letzte Wiegung im 2. Dauerversuch ergab dagegen für alle drei Gruppen ein echtes Mehrgewicht. Bei einem Vergleich des höheren Fleisch- und Fettansatzes mit der niedrigeren Eierproduktion blieb aber trotzdem für die Gruppen II und III ein leistungsmäßiger Unterschied. Dieses Defizit kann nur durch einen erhöhten Grundumsatz erklärt werden. Wenn in den eigenen Untersuchungen keine Grundumsatzmessungen vorgenommen werden konnten, so ist doch der bisherigen Literatur recht eindeutig zu entnehmen, daß eine unphysiologische Jodfütterung den Grundumsatz erhöht. KRIZENECKY [31].

Die *Höhe der Jodgaben* ist hierbei von Bedeutung, denn eine geringfügige Jodzufuhr kann den Grundumsatz sogar herabsetzen; zu dieser Feststellung gelangten KOCHMANN [30] und HILDEBRANDT [20] in Rattenversuchen. In unseren eigenen Untersuchungen muß die stoffwechselsteigernde Grenze zwischen 0,75 und 1,5 mg Jod pro Tier und Tag gelegen sein. Eine tägliche Joddosis von 750 γ pro Huhn liegt durchaus im physiologisch unschädlichen Bereich, dagegen nicht mehr 1,5 bzw. 3,0 mg. Sicherlich sind derartige Jodmengen bei kontinuierlicher Verabfolgung in der Lage, den Grundumsatz der Versuchstiere zu erhöhen. Unter den Bedingungen einer gleichen Nährstoffzufuhr können dann die jodgefütterten Hennen die Legeleistung der Kontrolltiere nicht erreichen. Eine stoffwechselsteigernde Wirkung der Jodgaben konnte auch noch aus einer anderen Beobachtung entnommen werden. Bei einem plötzlichen Kälteeinbruch verminderte sich stets die Legeleistung der Kontrolltiere schlagartig. Dagegen nahm die Eierproduktion bei den jodgefütterten Hennen nur langsam ab. Diese Tatsache erklärt sich dadurch, daß eine niedere Umgebungstemperatur eine höhere Thyroxinausschüttung erforderlich macht, um den körpereigenen Verbrennungsprozeß zu steigern. Die Jodtiere hatten nun entweder sowieso schon einen höheren Grundumsatz, oder ihr Organismus verfügte über einen ausreichenden, sofort einsatzfähigen Hormonvorrat. Damit konnten diese Hennen bei einem Kälteeinbruch ihre Leistungsfunktionen zuerst weiter aufrechterhalten. Jedoch nach einigen Tagen stellten auch sie ihre Legetätigkeit ein, um die aufgenommenen Nährstoffe der lebenserhaltenden Wärmeproduktion zuzuführen. Eine erhöhte Hormonausschüttung der Schilddrüse nach einer Kälteeinwirkung ist von verschiedenen Versuchsanstellern an Hühnern und Säugetieren beobachtet worden (LANDAUER [33], PICHOTKA [49], FÖRSTER und CHRISTMANN [11] und WATZKA [74]).

Die in dieser Arbeit festgestellte spezifische *Jodeinwirkung auf das Ovarium* steht mit vielen Untersuchungen an anderen Tieren im Einklang (ABELIN und WIEDMER [1], TILLOTSON, ROSE und WARREN [69], BRAUDE und SCHWARZMANN [5]. wahrscheinlich, daß die langfristigen Jodgaben von 1,5 und 3 mg pro Tier und Tag eine Hemmung der Ovulationstätigkeit des jugendlichen Eierstocks bewirkten. Damit stehen auch die in der Einleitung beschriebenen Ergebnisse BERTHOLDS [3] in Übereinstimmung.

Hinsichtlich der Eileiterpathologie in den Jodgruppen muß die Frage erörtert werden, ob eine *Jodeinwirkung auf den Eileiter* überhaupt möglich ist. Wie die neueren Forschungen übereinstimmend ergeben haben, kann das Jod auf dem Wege der Diffusion in unverletztes Gewebe eindringen und sich dort verteilen (KNEER [29], KAEMMERER und V. ERICHSON [26] und HESS [16]). Je nach dem Jodausscheidungsvermögen der Hühner ist es zu einer stärkeren oder schwächeren Jodinfiltration der Gewebe gekommen. Eine individuell unterschiedliche Jodausscheidung wurde sowohl im Jodgehalt der Eier (Tabelle 5) als auch im 3. Jodbilanzversuch nachgewiesen. Durch die tägliche Jodverabfolgung konnte sich die erhöhte Jodkonzentration in den Organen und Geweben fortlaufend erhalten.

Der *Einfluß des Jods* auf die Physiologie, insbesondere die *Atmung der Gewebe,* ist in einer neueren Arbeit von LOCKER und SIEDEK [37] untersucht worden. Sie fanden eine unterschiedliche Wirkung zwischen elementarem Jod und Jodiden und sind der Ansicht, daß ionisiertes Jod eine Steigerung des Quellungszustandes des Gewebes bewirken kann. Es dürfte demnach nicht ausgeschlossen sein, daß die Gewebekondition der Versuchstiere beeinflußt wurde. Das drüsige *Gewebe des Eileiters* ist beim legenden Huhn einer zweifachen Belastung ausgesetzt: Einmal der Absonderung von Eiweiß und Kalk zum Eiaufbau und zum anderen der mechanischen Weiterbeförderung des Eies. Durch eine Veränderung des Quellungszustandes ist es durchaus denkbar, daß der Eileiter der mechanischen Belastung nicht mehr gewachsen ist, und es zu einem Entzündungsprozeß kommt. Da ein entzündetes Gewebe anschwillt, verkleinert sich das Lumen des Eileiters und die nachfolgend produzierten Eier zerreißen entweder den Eileiter oder sie bleiben in ihm stecken wie im Fall der Henne 6204. Die Voraussetzung für alle sekundären Komplikationen ist natürlich, daß der Entzündungsprozeß nicht sofort letal wirkt. Ein erkrankter Organismus scheidet nun nach den Feststellungen von HOLLER und SINGER [21] sowie nach FELLENBERG [8] mehr Jod aus. Demnach war in den Eiern der erkrankten Hennen ein erhöhter Jodgehalt zu erwarten. Diese Annahme bestätigte sich auch in allen Erkrankungsfällen. In diesem Zusammenhang soll hier unterstrichen werden, daß bei sämtlichen Kontrollhennen keine Eileiterkomplikationen vorkamen.

Die eindeutige *Jodanreicherung in den Eiern* war abhängig von der Jodgabe und der individuellen Schwankungsbreite der Jodausscheidung.

Die Abnahme des Jodgehaltes in den Eiern nach der beendeten Jodfütterung vollzog sich im Laufe von 10 Tagen. In dieser Zeit konnten die im Eierstock deponierten Jodmengen zum Teil wieder mit dem Blutstrom abgewandert sein. Andererseits benötigt eine Dotterkugel eine Wachstumszeit von 9 Tagen im Ovarium, so daß nach 10 Tagen alle während der Jodfütterung gebildeten Eidotter ausgeschieden waren.

Der durchgeführte *Brutversuch* kann infolge der geringen Eizahl keine Alleingültigkeit beanspruchen. Jedoch zeigt die verminderte Schlupffähigkeit der Jodeier in diesem Versuch eine sehr gute Übereinstimmung zu den Ergebnissen von MALAN [42] und ARSCOTT, SWEET und COMBS [2].

Der 1. und 2. *Jodbilanzversuch* ergaben sehr gut übereinstimmende Jodbilanzen der Versuchstiere. Ähnliche Werte der Jodausscheidung in der Höhe von 97–100% der Jodeinnahme fanden auch ROMIJN und VELTHUIZEN [54], wenn die Tiere langfristig mit Jod gefüttert wurden.

Im 3. Bilanzversuch dieser Arbeit erhielten die Hennen nur während der 10 tägigen Versuchszeit Jodgaben. Der Körper eines jeden Tieres war also in der Lage, einen Teil des aufgenommenen Jods in den Organen und Geweben zu speichern. Je nach dem Jodausscheidungsvermögen der Tiere wurden pro Henne 3,3 bis 5,1 mg Jod in den 10 Tagen zurückbehalten, und die Ausscheidungsquoten erreichten 50–68,9%. Dagegen lag dieser Wert bei einer langfristigen Jodfütterung zwischen 98,1 und 99,4.

Hieraus konnte eindeutig entnommen werden, daß eine maximale *Jodanreicherung der Organe* bereits erfolgt war, und daß der Körper sich des überschüssigen Jods entledigte. Berechnet man die *Jodausscheidung* in Prozent zu den Jodgaben bei Hennen, die eine normale Legetätigkeit hatten und deren Eier fortlaufend untersucht wurden, so kommt man zu folgendem Ergebnis: Nach täglichen Jodgaben von 1–30 mg pro Tier und Tag wurden 2,8 bis 7,9% der verabfolgten Menge in den Eiern ausgeschieden. Nach einer Tagesdosis von 75 bis 300 mg Jod pro Henne wurden nur 0,8 bis 1,2% in den Eiern wiedergefunden.

Ein Zusammenhang zwischen der individuellen Höhe des *Jodgehaltes der Schilddrüse* und der Legeleistung des Einzeltieres konnte in beiden Dauerversuchen nicht festgestellt werden. Der absolute und relative *Jodgehalt der Eierstöcke* stieg in allen Versuchen übereinstimmend fast proportional mit der Jodgabe. Während einer 42 tägigen jodfreien Nachperiode des 1. Dauerversuches sanken die relativen Jodgehalte der Ovarien bei den Versuchshennen auf ca. $^1/_{10}$

der Werte der Versuchsgruppen des 2. Dauerversuches herab. Die maximale Jodgabe von 300 mg pro Tier und Tag ergab eine 226fache Jodanreicherung des Eierstocks im Vergleich zu den Kontrolltieren.

Die ermittelten *Organgewichte* von Leber, Milz und Nieren ließen keine sicheren Unterschiede zwischen den verschiedenen Gruppen erkennen; denn die absoluten und relativen Einzelwerte überlagerten sich in allen Fällen. Die histologischen Untersuchungen dieser Organe ergaben keine jodbedingten Unterschiede. Demnach hatten langfristige Jodgaben von 0,75 bis 3,0 mg und kurzfristige Jodgaben von 7,5 bis 300 mg pro Tier und Tag keinen Einfluß auf das Gewicht und die Histologie der genannten Organe.

E. Zusammenfassung

In 2 langfristigen Dauerversuchen legten die Versuchsgruppen mit 1,5 bzw. 3,0 mg zusätzlicher Jodgabe pro Tier und Tag bei gleicher Futteraufnahme weniger als die Kontrollgruppen. Die Ursachen für diese Minderleistung sind in einem gesteigerten Grundumsatz, einer Hemmung der Ovulationstätigkeit und einer Begünstigung von Eileiterentzündungen zu suchen.

Eine tägliche Jodgabe von 0,75 mg pro Tier und Tag hatte keinen negativen Einfluß.

Die Verdaulichkeitsuntersuchung mit Tieren der verschiedenen Gruppen ergab keine Abhängigkeit des Verdauungsvermögens von den Jodgaben.

In einem Brutversuch wurde eine geringere Schlupffähigkeit der Jodeier festgestellt.

In den durchgeführten Jodbilanzversuchen wurden bei einer langfristigen Jodfütterung 98,1 bis 99,4% der Jodeinnahmen in den Exkrementen wiedergefunden.

Während der Legetätigkeit wurden nach einer täglichen Jodgabe von 1–30 mg pro Henne 2,8 bis 7,9% des verabfolgten Jods in den Eiern ermittelt. Dagegen ergab eine Tagesdosis von 75 bis 300 mg pro Tier eine Jodausscheidung in den Eiern von 0,8–1,2% des verabreichten Jods.

Innerhalb eines kurzfristigen, zehntägigen Jodbilanzversuches wurden insgesamt nur 50–68,9% des aufgenommenen Jods wieder ausgeschieden. Es sind demnach pro Henne 3,3–5,1 mg Jod im Körper zurückbehalten worden.

Die Jodanreicherung in den Eiern erfolgte stets in einer Abhängigkeit von der Jodgabe sowie dem individuellen Jodausscheidungsvermögen des Einzeltieres und dessen Schwankungsbreite.

Die Analysenergebnisse von 893 Eiern zeigten, daß es nicht möglich ist, jodangereicherte Eier mit einem konstanten Jodgehalt zu erzeugen.

Ein Durchschnittswert von 76 γ je 10 g Eigewicht wurde nach einer täglichen Jodgabe von 3 mg pro Tier erhalten. Dieser Wert stieg auf die 3,3fache Menge, wenn die Joddosis 10fach erhöht wurde. Eine nochmalige 10fache Steigerung der Jodverabfolgung ergab durchschnittlich eine weitere 2,3fache Erhöhung des Jodgehaltes der Eier auf 597 γ je 10 g Eisubstanz. Die parallellaufenden schwächeren Dosierungen brachten die gleiche relative Steigerung. Das Absinken des

Jodgehaltes in den Eiern nach einer langfristigen Jodfütterung erfolgte nach 10 Tagen bis zum Normalwert von 10–50 γ pro Ei.

Mit einer Jodgabe von 300 mg pro Tier und Tag wurde in einem Ei von 51,7 g ein Maximalwert von 4387 γ J erreicht. Die Schilddrüsen der Hühner mit den geringeren Jodgaben waren im Durchschnitt am jodreichsten.

Die Eierstöcke dagegen hatten stets mit einer gesteigerten Jodverabfolgung auch einen höheren Jodgehalt aufzuweisen. Die Nebenschilddrüsen von 5 Hennen mit langfristiger Jodfütterung waren stark vergrößert. Ein Einfluß der Jodfütterung auf die Histologie und das Gewicht von Leber, Milz und Nieren wurde nicht festgestellt.

Literaturverzeichnis

[1] ABELIN, J. und E. WIEDMER: Schilddrüse und Ovarium. Arch. f. experim. Pathologie und Pharmakologie, Bd. 166, S. 584, 1932.

[2] ARSCOTT, G. H., G. B. SWEET und G. F. COMBS: Effect of iodinated Casein in a simplified oat diet on hatchability of chicken eggs. Poultry Sc. Vol. 33, p. 1283, 1954.

[3] BERTHOLD, M.: In welcher Weise wirken die Jodsalze (KJ und NaJ) auf den gesunden Organismus des Huhnes ein. Diss. Leipzig 1921.

[4] BLEYER, B.: Zur Kenntnis des Jods als biogenes Element. Bioch. Ztschr. Bd. 170, S. 265, 1926.

[5] BRAUDE, I. L. und E. SCHWARZMANN: Über die Wirkung des Jods auf die Ovarien. Arch. f. Gynäkologie, Bd. 138, S. 782, 1929.

[6] BÜRGI, F.: Untersuchungen über einige konstitutionelle Faktoren beim Huhne mit Versuchen über Jodfütterung und deren Einfluß auf die Legetätigkeit. Vet. med. Diss. Bern 1930.

[7] FELLENBERG, T. v.: Untersuchungen von jodierten Salzen. Bioch. Ztschr. Bd. 142, S. 263, 1923.

[8] FELLENBERG, T. v.: Das Vorkommen, der Kreislauf und der Stoffwechsel des Jods. Erg. der Physiologie Bd. 25, S. 176, 1926.

[9] FLÜCK, H.: Über die Thyroidea der Hühner im endemischen Kropfgebiet. Vet. med. Diss. Bern 1937.

[10] FORBES, E. B., KARNS, G. M., BECHDEL, S. J., WILLIAMS, P. S., KEITH, T. B., CALLENBACH, E. W. und MURPHY, R. K.: The value of iodine for Livestock in Central-Pennsylvania. J. of Agricultural Research, Vol. 45, p. 1 11, 1932.

[11] FÖRSTER, W. und G. CHRISTMANN: Stoffwechselsteigerung nach kurzdauernder Unterkühlung und der Einfluß einer Jodvorbehandlung. Klin. Wschr. JG. 31, S. 721, 1953.

[12] FREUND, L.: Jodeier. Münchener tierärztl. Wschr. Jg. 86, S. 315, 1935.

[13] FRIGGE, M.: Zuschrift aus der Praxis. Dtsch. landw. Geflgztg. Jg. 1930, S. 1144.

[14] HAECKER, V.: Über jahreszeitliche Veränderungen und klimatisch bedingte Verschiedenheiten der Vogelschilddrüse. Schweizerische med. Wchschr. Nr. 15, 192.

[15] HAUBOLD, H.: Die Bedeutung des Carotinmangels für die Entstehung der neuen Kropfwelle. Münch. med. Wschr. S. 329, S. 429, 1950.

[16] HAUBOLD, H.: Die Tierernährung im Gefüge der Einheit Boden, Pflanze, Tier und Mensch. Landw. Forschung. 5. Sonderheft 1954.

[17] HAUBOLD, E.: Der Kropf, eine Mangelerkrankung. Schriftenreihe über Mangelkrankheiten, Herausg. Wöhlbier, Heft 4, 1955.

[18] HAUSBOROUGH, L. A. und KHAN, M.: The initial function of the chick thyroid gland with the use of radioiodine. (J 131). J. of experim. Zoolog. 116, S. 447, 1951.

[19] HESS, B.: Zur Biochemie und Physiologie des Jodstoffwechsels. Ärztl. Wschr. 7. Jg. S. 473, 1952.

[20] HILDEBRANDT, F.: Über die Wirkung des Thyroxins und kleinster Jodgaben auf den Stoffwechsel. Therapie der Gegenwart Oktober 1922.

[21] HOLLER, G. und SINGER, F.: Die Jodspeicherung im erkrankten Organismus. Bioch. Ztschr. Bd. 139, S. 199, 1923.
[22] HOOF: Erfahrungen mit Jod (Praxis). Dtsch. Landw. Presse Jg. 56, S. 157, 1929.
[23] HUTT, F. B.: A note of the effects of different doses of thyroid on the fowl. The Journal of Experimental Biology Vol. VII, p. 1, 1930.
[24] HUTT, F. B. und GOWE, R. S.: On the supposed effect of iodocasein upon egg production, Poultry Sc. Vol. 27, S. 286, 1948.
[25] JASCHIK, A. und KIESELBACH, J.: Über Jodeier, Ztschr. f. Untersuchung d. Lebensmittel, Bd. 62, S. 572, 1931.
[26] KAEMMERER, K. und L. V. ERICHSON: Untersuchungen zur Sexualphysiologie bei weiblichen Tieren mit radioaktivem Jod. Monatshefte, f. vet. med. Jg. X, S. 409, 1955.
[27] KATO, S.: Über die Verteilung des in den Körper eingeführten Jods auf verschiedene Organe. Tohoku, Journal f. experim. med. (Senday, Japan) Vol. 29, S. 431, 1936.
[28] KLEIN, W.: Beigaben von Jod zum Hühnerfutter. Arch. f. Geflügelkunde, VII, S. 65, 1933.
[29] KNEER, M.: Resorption und chemischer Aufbau des Jodöls in entzündlich veränderten Eileitern. Zentralblatt f. Gynäkologie, Bd. 69, S. 959, 1947.
[30] KOCHMANN, M.: Einfluß des Jodions auf das Körpergewicht wachsender Tiere. Münch. med. Wschr. Bd. 78, S. 565, 1931.
[31] KRIZENECKY, J. in MANGOLD: Handbuch, Verlag Springer, Bd. 4, 1932.
[32] KRIZENECKY, J.: Über den Einfluß der Hyperthyreoidisation und der Hyperthymisation auf das Gewicht der ausgewachsenen Vögel. Ztschr. f. vergl. Physiologie, Bd. 8, S. 16, 1928.
[33] LANDAUER, W.: Temperatur und Gefiederpigmentierung und die Bedeutung der Schilddrüse und ihre Beziehungen zueinander, Endokrinology, Bd. 12, S. 260, 1933.
[34] LEIPERT, TH.: Die Bestimmung kleinster Jodmengen in organischem Material. Bioch. Ztschr. Bd. 261, S. 436, 1933.
[35] LEIPERT, TH.: Zur Kenntnis dee Blutjods. Bioch. Ztschr. Bd. 293, S. 100, 1937.
[36] LIPSCHÜTZ, A.: et Morales, E.: Influence de l'iode sur les organes sexuales et sur la croissance, chez le rat. Comptes rendus hebdomadaires des seances et memoires de la societe de biologic. T. 121, S. 337, 1936.
[37] LOCKER, A. und SIEDEK, H.: Die Wirkung von elementarem und ionisiertem Jod auf die Gewebsatmung. Zentr. exper. Med. 122, S. 431—445, 1954.
[38] LUSTIG, J. und STRAUB, J.: Über die Wirkung der Jodeier. Ärztl. Rundschau, Jg. 44, S. 309—311, 1934 und Jg. 45, S. 59, 1935.
[39] MANGOLD, E.: Die physiologischen Grundlagen der Geflügelfütterung. Kal. f. Gefl., S. 384, 1932.
[40] MANGOLD, E. und LINTZEL, W.: Über die Jodfrage in der Tierernährung. Mitt. d. Dtsch. landw. Ges. Stück 28, 1930.
[41] MANGOLD, E.: Richtlinien zur Methodik der Verdaulichkeitsprüfung der Futtermittel an landw. Nutztieren. Arch. f. Tiererährung Bd. 1, S. 188, 1950.
[42] MALAN, A. J.: Potassium iodide in poultry farming. 17 th Report of the Director of veterinary Services and Animal Industry, Union of South Africa, August 1931.
[43] MOHR, P.: (Praxiszuschrift) Dtsch. landw. Geflglztg. 1930/31, S. 740.
[44] MÜLLER, H.: Jod im Geflügelfutter, Kal. f. Geflglztg. S. 195, 1936.
[45] OLOUFA, M. M.: Infuence of Thyreoprotein and Darkness on Egyptain chicken during summer. Poultry, Sc. 33, S. 649, 1954.
[46] ORR, J. B., CHRICHTON, A. und MIDDLETON, W. A.: A note on the toleration of farm animals for high doses iodine. The veterinary Record. Vol. IX, No. 48, 1929.
[47] ORR, J. B. und LEITCH, J.: Ioine in practical agriculture, Monthly Bulletin of Agricultural Science and Practice, Jg. XXI, No. 6, Juni 1930.
[48] ORR, J. B. und LEITCH, J.: Das Jod in der praktischen Landwirtschaft. Int. Landw. Rundschau, 21, S. 219, 1930.
[49] PICHOTKA, J.: Das Verhalten der Schilddrüse und der Körpertemperatur bei der Adaption an niedere Umgebungstemperaturen. Arch. f. experim. Pathol. und Pharmak. 215, S. 299, 1952.

[50] PODHRADSKY, J.: Die Schilddrüse und die Legeperiode beim Geflügel Zvalastni. Otisk, Jg. IX, 1933, No. 2—3.
[51] ROCHE, J. and DESCRUISSEAUX, G.: Sur la concentration de l'iode par l'ovaire de la poule en periode de ponte. Comptes Rendus des Seances de la societa de Biologie (Paris), 145, D. 1831—33, 1951.
[52] RÖMER, R.: Das Was und Wie beim Federvieh. Neumann Verlag Radebeul und Berlin 1952, S. 117.
[53] ROMIJN, C. und LOKHORST, W.: De invloed van Jodium op de physiologische activiteit van de kip. Tijdschr. Diergeneeskunde 78, S. 369, 1953.
[54] ROMJIN, C. en VELTHUIZEN, J.: Die Jodausscheidung im Hühnerei. Arch. f. Geflglk., 20. Jg. S. 97, 1955.
[55] ROSENBERGER, J.: Eine neue Form der Jodmedikation (Jodeier). Wiener med. Wschr. Jg. 82, S. 1208, 1932.
[56] SCHARRER, K. und SCHROPP, W.: Fütterungsversuch mit Jod an Hühnern. Biedermanns Zentralbl. B. Tierernäh. 4, 1932.
[57] SCHEUNERT, A.: Stand der Mineral- und Vitaminversorgung beim Milchvieh. Mitt. d. DLG. 1931 St. 18 und 19.
[58] SCHEUNERT, A.: Bedeutung der Mineralstoffe für die tierische Ernährung. Mitt. d. Dtsch. Landw. Ges. 1929, St. 15, S. 336.
[59] SCHMIDT, F.: Wplyw kazeiny jodowanej jako dodatku do karmy kurczat na ich przyszlaniesnosc. Roczniki N Nauk Rolnic zyck 66, -B- 2, 23—47, 1953.
[60] SCHMIDT-WEWERS: Jodfütterung. Dtsch. Landw. Geflglztg. Jg. 36, S. 807, 1931.
[61] SEUFFERHELD: Experimentelle und klinische Versuche über die Wirkung des biologischen Jods in Form von Jodeiern. Ärztl. Rundschau. Jg. 43, 111, 1933.
[62] STOLL, R. et BLANQUET, P.: Sur la fixation de radio-iode par la thyroide de l'embryon de poulet. Comptes Rendus des seances de la societe de Biologie et des ses filiales. T. 146, S. 455, 1952.
[63] STOTZ, H.: Ein neues Verfahren zur Bestimmung der Verdauungskoeffizienten für Rohprotein beim Geflügel. Arch. f. Tierernährung und Tierzucht Bd. 7, 1931.
[64] STOTZ, H.: Ergänzende Untersuchungen zum chemischen Trennungsverfahren von Kot und Harn beim Geflügel für die Bestimmung der Verdaulichkeit von Eiweiß. Arch. f. Tierernähr. Bd. 9, H. 4, S. 426, 1933.
[65] STRAHLENAU, E.: Auf Jodsalz-Jodei. Neue homöopath. Ztg. 7, 127, 1932.
[66] STRAUB, J.: Über den Jodgehalt von Jodeiern. Ztschr. f. Unters. d. Lebensmittel. Bd. 65, S. 97, 1933.
[67] STUTE, K.: Chemische Untersuchungen über den Jodgehalt in Hühnereiern. Kleintierzucht in Forschung und Lehre. Bd. 2, S. 46, 1953.
[68] SUMITA, E., KAWABATA, A. und JUJIOKA, J.: Die Wirkung der Fütterung von Seetangmehl auf den Jodgehalt der Hühnereier. VI. Weltgeflügelkongreß 1936, Berlin und Leipzig, Bd. III, S. 255, Verlag Uschmann.
[69] TILLOTSON, F. W., ROSE, R. G., und S. WARREN: A physiopathologie study of the effect of radioactive iodine on the ovary Amer. J. of Roentgenology and Radium Therapy Bd. 70, S. 599, 1953.
[70] TRUNNEL, J. B. and BAYER, F. T.: Factors governing the development of the schick embryo thyroid. I. Determination of the time at which J 131 collection begins. J. of clinical endocrin. and metabolism, 13 S. 88—94, 1953.
[71] TURNER, G. W. and KEMPSTER, H. L.: Mild Hyperthyreoidism Maintains egg Production with advancing age. Poultry Sc. 27, S. 453, 1948.
[72] TURNER, S. W. and KEMPSTER, H. L.: Thyroprotein-Feeding to 7 year old hens. Poultry Sc. Vol. 28, S. 826, 1949.
[73] VEZZANI, V. T., DEVALLE, E. MEYNIER und R. SIMONETTO-GUIZZA: Die Erzeugung von joddurchsetzten Eiern und deren Verwendung für die Heilbehandlung bei Kindern. VI. Weltgeflügelkongreß 1936, Bln. und Leipzig, Bd. III, S. 255, Verl. Uschmann, Weimar.
[74] WATZKA, M.: Schilddrüsenveränderungen unteer Temperatureinflüssen. Forsch. und Fortschr. Jg. 14, S. 94, 1938.

[75] WEHNER, A.: Jodfütterung bei mausernden Hennen. Arch. f. Geflügelkunde Jg. 8, S. 143, 1934.
[76] WEHNER, A.: Beeinflussung des Mauserverlaufs durch Jodgaben. Kal. f. Geflügelzucht. S. 187, 1934.
[77] WEISER, ST. und ZAITSCHEK, A.: Einfluß langdauernder Jodfütterung auf den Jodgehalt der tierischen Organe. Tierernähr., Leipzig, Bd. 3, S. 275, 1931.
[78] WHEELER, S. und HOFFMANN, E.: Goiterogenic action of iodide and etiology of goiters in chicks from thyroproteinfed hens. Proceedings of the society f. experim. Biol. and Med. 72, S. 250, 1949.
[79] WHEELER, S. und HOFFMANN, E.: Goiterous chicks from iodine-injected eggs. Endocrinology, Vol. 45, S. 208, 1949.
[80] WHEELER, S. and HOFFMANN, E.: Influence of quantitative thyroprotein treatment of hens on lenght of incubation period and thyroid size chicks Endocrinology Vol. 43, p. 430, 1948.
[81] WILSON, W. O.: High environmental temperatures as effecting the reaction of laying hens to iodized casein. Poultry Sc. Vol. 28, p. 581, 1949.
[82] ZACHERL und STÖCKEL: Zur Mikrobestimmung von Jod in biologischem Material. Mikrochemie Bd. 38, S. 278, 1951.
[83] ZAITSCHEK, A.: Über die Wirkung der Beifütterung kleiner Jodmengen auf den Eierertrag von Hühnern und auf das Schlüpfergebnis. Biedermanns Zentralbl. B. Tierernährung, 6, S. 102, 1934.
[84] ZAWADOWSKY, B. M. und LIPTSCHINAM, L. P. und E. N. RADSIWON: Über den Einfluß der Hyperthyreodosierung auf das Legen der Hühner. Arch. f. Entw.mech. B. 113, A. 419, 1928.
[85] ZICKGRAF, G.: Über jodierte Eier — Jodeier. Die Volksernährung Bd. 5, S. 323, 1930.
[86] ZICKGRAF, G.: Kropfprophylaxe durch natürliches Eiweiß. Münch. med Wschr. Bd. 78, S. 1262, 1931.
[87] ZICKGRAF, G.: Über sogenannte Jodeier. Zentralztg. allg. med. Jg. 97, S. 230, 1930.
[88] ZICKGRAF, G.: Über Jodeier. Ztschr. f. Ernähr. Jg. 2, S. 238, 1932.
[89] ZICKGRAF, G.: Jodsalzeier oder biologische Jodeier. Ärztl. Rundschau, Jg. 45, S. 58, 1935.

Eingegangen am 20. 3. 1957

Kolibri 360 GmbH
Ferdinand-Jühlke-Straße 7
99095 Erfurt, Deutschland
produktsicherheit@kolibri360.de